寒温统一 辨治外感病

主编◎ 曹东义 方朝义

中国中医药出版社
·北京·

U0346562

图书在版编目（CIP）数据

寒温统一辨治外感病 / 曹东义，方朝义主编 . —北京：中国中
医药出版社，2017.7

ISBN 978 – 7 – 5132 – 4079 – 6

Ⅰ . ①寒…　Ⅱ . ①曹…　②方…　Ⅲ . ①外感病—辨证论治
Ⅳ . ① R254

中国版本图书馆 CIP 数据核字（2017）第 055693 号

中国中医药出版社出版

北京市朝阳区北三环东路 28 号易亨大厦 16 层
邮政编码　100013
传真　010 64405750
廊坊市三友印务装订有限公司印刷
各地新华书店经销

开本 880 × 1230　1/32　印张 8.5　字数 198 千字
2017 年 7 月第 1 版　2017 年 7 月第 1 次印刷
书号　ISBN 978 – 7 – 5132 – 4079 – 6

定价　39.00 元
网址　www.cptcm.com

社 长 热 线　010–64405720
购 书 热 线　010–89535836
侵 权 打 假　010–64405753

微信服务号　zgzyycbs
微商城网址　https://kdt.im/LIdUGr
官 方 微 博　http://e.weibo.com/cptcm
天猫旗舰店网址　https://zgzyycbs.tmall.com

如有印装质量问题请与本社出版部联系（010 64405510）

《寒温统一辨治外感病》

编委会

顾问

邓铁涛

主编

曹东义　方朝义

副主编

张培红　王红霞　采江英　曹晓芸

编委

编写说明

外感热病诊治理论是中医学的重要组成部分，历史悠久，经验丰富，但同时众多学说之间也呈现出许多矛盾，久争未果。形成一个被大家认同的理论体系，不仅是理论研究的需要，而且是关系到临床诊治疾病是否规范，如何进行交流，如何让世人看得明白，如何与西医协作的重大现实问题。SARS 的出现，充分印证了"外感热病诊治规律研究"的紧迫性和重要性。

本书分为寒温统一辨证缘起、辛温解表难用温病学派崛起、热病理论指导下取得的成就、近现代对寒温统一的探索、寒温统一的现代研究、建立寒温统一的分级诊治体系等六章。论述了历代医家对伤寒与温病的认识、中医在免疫技术形成及 SARS 治疗中的重要作用、近现代对寒温统一的探索与研究，最后提出建立寒温统一的分级诊治体系，囊括了外感热病的古今认识，并为未来预留空间，使其可以在各个不同的级别上发挥、创新。

本书对于寒温统一辨证提出了很多个人的看法，供学者参考，欢迎大家提出宝贵意见，切磋交流，以利于进一步改进提高，不断丰富完善。

曹东义　方朝义

2017 年 4 月

目 录

第一章

寒温统一辨证缘起

学以致用是中华文化的显著特征，任何一门学问都离不开实用的目的。我们探索寒温统一，就是因为中医临床需要，而且这是很紧迫的任务，是临床现实逼迫出来的一个课题。国医大师邓铁涛先生在多年前曾经探索过寒温统一诊治的问题，并提出了初步的诊治纲领。编者在此基础上，进一步研究相关问题。

中医面对各种发热性疾病，无论是暴发的大面积疫情，还是散发的以发热为突出症状的病例，都面临着一个抉择：这是伤寒，还是热病？或者这就是瘟疫？应该用哪些理论作为指导？非典就面临着这样的问题。

因为，按照中医学院教材的划分，伤寒、温病是不同的学科，一般人认为它们病因、病机、证型、治法、方药等都不一样，属于不同的学科，是不同的疾病。但是，我们回顾历代医家的认识，以及临床中医的实际应用，发现情况并不是这样的。

教材的划分使临证面临困惑：假如非典属于温病、瘟疫，那么伤寒学家就不能参与诊疗。即使参与诊疗的是伤寒、温病都学习过的中医师，也有困惑：非典这个病，如果属于瘟疫、温病，那么后期患者退烧之后，没见到热入营血的斑疹，也没有肝风内动、邪陷心包，而是汗出、气短、乏力、呼吸困难，一派阳气虚衰的征象，那么在这种情况下，能使用温阳益气、急救回阳的方药吗？温病后期有这样的用药法则吗？创立卫气营血辨证的叶天士早就明确告诫大家："热减身寒者，不可就云虚寒而投补剂，恐炉烟虽熄，灰中有火也。"

温病学的卫气营血辨证、三焦辨证在体系里，就没有为阳气衰竭的虚寒证候预留存在的空间，认为那是伤寒学家需要研究的问题。

如果说，非典属于伤寒，那么它初期必须使用辛温解表药吗？是"非大剂辛温不足以开其闭，非温热之药不足于散其寒"吗？张仲景是这样嘱咐人们的吗？

另外，《伤寒论》是为广义伤寒而作，还是只论述狭义伤寒？如果只论述冬季的狭义伤寒，春夏秋冬这么多温热病它都不能指导治疗的话，它的指导意义何在？其学术地位有那么高吗？如果《伤寒论》论述的是广义伤寒，那么辛温解表的麻黄汤、桂枝汤能治疗温热病吗？

显然，不进行理论廓清，就难于在临床上放手治疗，也不便于提高疗效。

另外，虽然中医治疗非典等传染性疾病效果很好，但是如何向世界的西医们介绍中医的诊治经验？有统一的指导思想吗？

面对着这许多的矛盾与困惑，很有必要理清伤寒与温病的关系，建立统一的诊治理论。

我们希望这个新的体系，能够包容历代伤寒与温病的学术经验，并能为未来的学术发展预留足够的发展空间。

比如，现在诊治外感热病常用的鱼腥草注射液、清开灵注射液、参麦注射液、丹参注射液等，它们是中医的成果，还是西医的成果？如果是中医的成果，它们与伤寒、温病是什么关系？如何融入中医传统的诊治体系之内来？

我们提出"寒温统一辨证，分级诊疗"的目标，解决问题的路径是，把外感热病（简称热病）作为统领伤寒、瘟疫、温病的一级名称；伤寒、瘟疫、温病是二级名称；太阳病、阳明病、少阳病、太阴病、少阴病、厥阴病，卫分病、气分病、营分病、血分病，上焦温病、中焦温病、下焦温病等，作为三级名称；桂枝汤证、麻黄汤证、柴胡汤证、白虎汤证、承气汤证、清营汤证、犀角地黄汤证、安宫牛黄汤证、达原饮证等，作为第四级名称。建立病证结合的分级诊疗体系，把中医历史上已有的病证、方药吸纳进来，并为未来发展、创新的病证方药预留空间，做成一个"开放的体系""不断发展的体系"。

我们借用河流、船舶、码头的关系，对病证方药结合的体系进行通俗的表述："病像河流，证如舟，系列方药似码头。"也就是说，病是一个过程，可以划分不同阶段，大阶段之下还可以细分为更小的阶段；证候不断变化，向表向里、向虚实寒热变化不停，就像河流之中游荡、旋转、疾驰的小船；而方药都是相对固定不变的，就如同两岸分布的大小不等的码头，有的容易靠岸，有的充满风险。张仲景沿岸设置了113个码头，吴又可、叶天士、吴鞠通等人，也设立了一些码头，我们现代人还可以加设一些新的码头。

这样一来，就能让在河流里游荡的船只，就近靠岸，既不至于长期漂泊不定，也不要触礁沉没，这是医学、医生的责任所在。

为了这个梦想顺利变成现实，为了求得广大中医同道认同，我们必须由源及流，理清历史的脉络，述说这样做的充分根据，以及可以实现这一构想的可能性与必要性。

《内经》论述伤寒与温病的关系

《素问》《灵枢》之中有丰富的外感热病思想，总结了汉之前的外感热病学成就，为后世的发展开辟了道路。我们探索古人对于伤寒、温病关系的论述，离不开对《素问》《灵枢》的研究。

人们习惯把《素问》《灵枢》统称为《黄帝内经》，简称《内经》。需要说明的是，曹东义在《神医扁鹊之谜》《中医外感热病学史》《热病新论》等书之中，通过对古籍制度和《汉书·艺文志》的篇卷体例，以及对于《素问》《灵枢》内容和后人引用情况的考证，认为《黄帝内经》作为一种古籍已经散佚，但是其内容，以及《汉书·艺文志》的"医经七家"的内容精华，都被吸收进了《素问》《灵枢》之中。

《内经》对于伤寒与温病学术的影响，可以归结为如下几个方面：

一、确立热病病因

《内经》确立了热病的病因为"伤于寒"，"今夫热病者，皆伤寒之类也"，为后世的广义伤寒病因学说打下了基础。

但是，我们必须辨识清楚的是，《素问》《灵枢》之中的"伤寒"是"伤于寒"的省称，而不同于后世作为病名的伤寒。而在此之前，尽管殷商甲骨文中就有"祸风有疾"和"杞侯热，弗其祸风有疾"的记载，但未见以伤寒命名热病的记载。《左传》记述的医和论述"阴淫寒疾，阳淫热疾"，也不是用伤寒命名外感热病。或许当时的人们只重视疾病的"蒸蒸而热"，而对于病因的推求要晚得多。因为"发热"既可以是患者的主观症状，也可以很容易地被医生和家人客观地察知，所以"热病"应当较早地被古人了解，而对于引起发热的病因的了解，是在相当晚期逐渐认识，并逐步"达成了学术共识"的。所以《素问》《灵枢》之中有"热论""热病篇""刺热论""评热病论"，而没有一篇是以"伤寒"命名的专论。在证候描述比较完整的《素问·热论》中，也没有"恶寒"的记载与描述。这也是我们希望把伤寒与温病重新整合在一起，命名为"热病"的原因所在。

二、为伏气温病说的起源

《内经》提出了"冬伤于寒，春必温病"，"凡病伤寒而成温者，先夏至日者为病温，后夏至日者为病暑"的学说，为伏气温病说的滥觞。

温与热只是程度不同，而没有本质的差异，湖北江陵张家山西汉初期墓葬出土的《脉书》，其中关于温病与火疢的论述，都是证候的描述，没有将季节因素与发病情况结合起来叙述。"在身，炙痛以行身，为火疢。火疢，赤气也。"说明身体一团热气并伴有身体疼痛，是外感热病的主要特征。《脉书》说："头身痛，汗不出而渴，为温。身寒热，渴，四节痛，为疟。"因此可以看出，温病的特点也是发热身痛，并且无汗口渴。而张仲景《伤寒论》对于温病和伤寒的认识，也是重视证候而不强调季节因素，相隔200年的认识基本一致，前后有学术上的继承性。

《素问》中说"冬伤于寒，春必温病"，这里并没有明确说伤于寒的邪气可以伏藏在肌体的内部，而仅仅是说温病和暑病，可以有长期潜伏的原因，是在冬季伤了寒邪之后，就容易在春夏季节患温病、热病。因此可以有"藏于精者,春不病温"的情况。但是,当后世有了"伏气温病"学说之后,人们才进一步上溯并追认《素问》的"冬伤于寒,春必温病"说的就是伏气温病,其中确有强迫古人的嫌疑。

三、提出外感热病的规律传变

《素问·热论》说:"黄帝问曰:今夫热病者,皆伤寒之类也,或愈或死,其死皆以六七日之间,其愈皆以十日以上者,何也?不知其解,愿闻其故。岐伯对曰:巨阳者,诸阳之属也。其脉连于风府,故为诸阳主气也。人之伤于寒也,则为病热,热虽甚不死,其两感于寒而病者,必不免于死。

帝曰:愿闻其状。岐伯曰:伤寒一日,巨阳受之,故头项痛,腰脊强。二日阳明受之,阳明主肉,其脉侠鼻,络于目,故身热目痛而鼻干,不得卧也。三日少阳受之,少阳主胆,其脉循胁络于耳,故胸胁痛而耳聋。三阳经络,皆受其病,而未入于脏者,故可汗而已。四日太阴受之,太阴脉布胃中,络于嗌,故腹满而嗌干。五日少阴受之,少阴脉贯肾,络于肺,系舌本,故口燥舌干而渴。六日厥阴受之,厥阴脉循阴器而络于肝,故烦满而囊缩。

三阴三阳,五脏六腑皆受病,荣卫不行,五脏不通,则死矣。

其不两感于寒者,七日巨阳病衰,头痛少愈;八日阳明病衰,身热少愈;九日少阳病衰,耳聋微闻;十日太阴病衰,腹减如故,则思饮食;十一日少阴病衰,渴止不满,舌干已而嚏;十二日厥阴病衰,囊纵,少腹微下,大气皆去,病日已矣。

帝曰:治之奈何?岐伯曰:治之各通其脏脉,病日衰已矣。其未满三日者,可汗而已;其满三日者,可泄而已。"

以发热为主的疾病，此前人们往往只注意其发热的情况，也就是只抓住了发热是疾病的主要矛盾，而对于伴随症状或许并不重视。或者其他证候突出之后，比如咳嗽上气、呕吐腹痛、黄疸泻利成为突出证候的时候，就有可能另取一个病名，把它们与热病的联系切断了，另行论述新现证候，不能首尾一致地用一个总的病名概括全部的变化。《素问·热论》将所有与发热有关的证候都归集到一起，并指出其中的联系，甚至进一步归纳出这些证候可以有"先后次第出现"的规律，大约一天一个样地变化不停。这深刻地解释了临床上外感热病为什么"或愈或死"以及"其死皆以六七日之间，其愈皆以十日以上"的疑问，也便于人们从总体上把握外感热病的证候与治疗。其中虽然有程式化的理想成分，不太符合临床实际的情况，却仍然不失为伟大的发现。这一发现为后世外感热病学者所遵循，并不断得到发展与完善。

四、提出诸死证

《素问·热论》说："帝曰：其病两感于寒者，其脉应与其病形何如？岐伯曰：两感于寒者，病一日则巨阳与少阴俱病，则头痛口干而烦满；二日则阳明与太阴俱病，则腹满身热，不欲食谵言，三日则少阴与厥阴俱病，则耳聋囊缩而厥。水浆不入，不知人，六日死。"

"两感伤寒"是《素问》作者的一大"理论创造"，他们观察到外感热病"或愈或死，其死者皆以六七日之间，其愈皆以十日以上"，这是什么原因呢？他们创造性地提出了"两感伤寒"学说，认为普通的外感热病"热虽甚不死，其两感于伤寒而病者，必不免于死"。因为两感伤寒是表里俱病，第一日除发热之外就是"头痛口干而烦满"，精神症状十分突出；第二日则有"不欲食谵言"，已是神昏显露；第三日则进一步出现"水浆不入不知人"。水浆不入比不能食还要严重，古人曾有"饿不死的伤寒，撑不死的痢疾"之说，也就是只要能够饮水，虽然不进食也可以给疾病的康复创立条件。当不能进水的"水浆不入"发生之后，发热消耗的大量阴液不能补充，不能作汗退热，再加上神志不清的"不知人"，可见病情已经十分严重，大约相当于现代医学的菌血症、毒血症。再加上脱水酸中毒，势必造成呼吸循环衰竭，这样凶险的证候在现在看来也存在生命危险，也要报"病危"，在当时的医疗条件下更是凶多吉少，在劫难逃。

《素问·评热病论》说："黄帝问曰：有病温者，汗出辄复热，而脉躁疾不为汗衰，狂言不能食，病名为何？岐伯对曰：病名阴阳交，交者死也。帝曰：愿闻其说。岐伯曰：人所以汗出者，皆生于谷，谷生于精，今邪气交争于骨肉而得汗者，是邪却而精胜也。精胜则当能食而不复热；复热者邪气也，汗者精气也，今汗出而辄复热者，是邪胜也，不能食者，精无俾也。病而留者，其寿可立而倾也。且夫《热论》曰：汗出而脉尚躁盛者死。今脉不与汗相应，此不胜其病也，其死明矣。狂言者是失志，失志者死，今见三死，不见一生，虽愈必死也。"

"阴阳交"指的是一组外感热病中的危重证候："汗出辄复热，而脉躁疾不为汗衰，狂言不能食。"在外感热病过程中，汗出热退是疾病好转或者痊愈的象征，如果经过发汗或者自汗之后，热势不减，或者热稍退不久又出现高热的情况，往往表示病情深重。"脉躁疾不为汗衰"，代表的就是热势炽盛，难于逆转的危重病情。

国医大师李士懋、田淑霄《温病求索》认为，"脉躁疾"就是脉躁数，在温病的治疗过程之中，如果脉由躁数而趋缓和，则患者的热势也将很快下降；相反，如果"体温已然正常，但脉尚躁数，可预知不愈半日，体温将复又升高。甚至可据躁数的程度，大致估计体温升高的度数，此已屡试不爽"。这的确是经验之论。

所谓"狂言不能食"，也就是"水浆不入不知人"的另一种说法，是死证之一。

五、提出热病治疗方法

《灵枢·热病》说："热病三日，而气口静、人迎躁者，取之诸阳，五十九刺，以泻其热而出其汗，实其阴以补其不足者。身热甚，阴阳皆静者，勿刺也；其可刺者，急取之，不汗出则泄。所谓勿刺者，有死征也。"

古人经过长期的摸索，发现通过发汗可以缓解或者治愈热病。有研究表明，发汗治疗热病与人类皮肤的进化分不开。而发汗解表，也经历过从烤火发汗，到火灸、火针、针刺发汗，再到服发汗药发汗的逐渐摸索、积累。发汗药物也从热药发汗，到辛温发汗，再到辛凉发汗，不断进步。每一点微小的进步，不知需要多少人的探索与总结，才可以逐渐形成。《素问》《灵枢》的汗法，虽然不排除药物发汗，但主要指的是针刺发汗。

《黄帝内经素问校释》引王玉川先生云："可汗可泄，诸家注释多以发汗、攻下为解，然而与经文原意未必相符。须知《素问·热论》所谓可汗可泄，乃指针刺疗法而言。汗，谓用针补泻以出汗；泄，谓泄其气也。如《素问·刺热篇》有'刺手阳明太阴而汗出''刺项太阳而汗出''刺足阳明而汗出'……《灵枢·寒热病》亦云：'病始手臂者，先取手阳明太阴而汗出；病始头首者，先取项太阳而汗出；病始足胫者，先取足阳明而汗出。臂太阴可汗出，足阳明可汗出。故取阴而汗出甚者，止之于阳。取阳而汗出甚者，止之于阴。'是针刺既能发汗，又能止汗；邪在三阳者可汗，邪在手太阴经者亦可发汗。《灵枢·热病》云：'热病三日，而气口静、人迎躁者，取之诸阳，五十九刺，以泻其热而出其汗，实其阴以补其不足……其可刺者，急取之，不汗出则泄。'又，程郊倩云：'汗泄二字，俱是刺法，刺法有浅深，故云可汗可泄。（见顾尚之《素问校勘记》引）'这一点，对于正确理解《热论》是很重要的。"

此说颇有道理，然而针刺的"泄法"，有可能是刺络脉出血的泄热方法，如《灵枢·热病》云："气满胸中，喘息，取足太阴大指之端，去爪甲如薤叶，寒则留之，热则疾之，气下乃止。心疝暴痛，取足太阴、厥阴，尽刺去其血络。喉痹舌卷，口中干，烦心心痛，臂内廉痛，不可及头，取手小指次指爪甲下，去端如韭叶。目中赤痛，从内眦始，取之阴跷。风痉身反折，先取足太阳及腘中，及血络出血。"所以，"泄"与后世的以药物泻下的"泻"法是不同的。

华佗在《素问·热论》所提出的"其未满三日者，可汗而已；其满三日者，可泄而已"的基础上，提出用汗吐下三法治疗伤寒的学说，得到了王叔和等晋唐医家的推崇与遵循。仲景《伤寒论》在《素问》汗泄二法治疗伤寒的基础上，开创性地提出了许多新的治疗方法，后世将其概括为汗、吐、下、和、温、清、消、补等八法。

由于时代和学术特长的关系，《素问·刺热》提出，治疗热病，"病甚者为五十九刺"。《灵枢·热病》云："所谓五十九刺者，两手外内侧各三，凡十二痏；五指间各一，凡八痏，足亦如是；头入发一寸傍三分各三，凡六痏；更入发三寸边五，凡十痏；耳前后、口下者各一，项中各一，凡六痏；巅上一，囟会一，发际一，廉泉一，风池二，天柱二。""五十九刺"后世较少应用，尤其是在仲景《伤寒论》问世之后，药物疗法空前丰富，用"五十九刺"取汗更为少见。

《灵枢·热病》云："热病三日，而气口静、人迎躁者，取之诸阳，五十九刺。"可见"五十九刺"是通过针刺达到出汗的"汗法"，而且还提出"热病七日八日，脉口动喘而短者，急刺之，汗且自出，浅刺手大指之间。热病七日八日，脉微小，病者溲血，口中干，一日半而死，脉代者，一日死。热病已得汗出，而脉尚躁，喘且复热，勿刺肤，喘甚者死。热病七日八日，脉不躁，躁不散数，后三日中有汗；三日不汗，四日死。未曾汗者，勿腠刺之"。

《灵枢·热病》认为，热病不可刺的情况有九种，即"所谓勿刺者有死征也"。这九种不可刺的情况是："一曰，汗不出，大颧发赤、哕者死；二曰，泄而腹满甚者死；三曰，目不明，热不已者死；四曰，老人婴儿，热而腹满者死；五曰，汗不出，呕下血者死；六曰，舌本烂，热不已者死；七曰，咳而衄，汗不出，出不至足者死；八曰，髓热者死；九曰，热而痉者死。腰折，瘛疭，齿噤齘也。凡此九者，不可刺也。"

《灵枢·热病》所说有死征的九种热病，都是正气虚衰，邪气亢盛的危重证，在当时的条件下死亡率很高。

仲景《伤寒论》和后世温病学，对这些热病的死征，都逐渐探索出了治疗的方法，体现出外感热病治法的进步。

六、提出"发表不远热，攻里不远寒"的用药法则

《素问·六元正纪大论》说："帝曰：善。《论》言'热无犯热，寒无犯寒'，余欲不远寒、不远热奈何？岐伯曰：悉乎哉，问也。发表而不远热，攻里不远寒。帝曰：不发不攻，而犯寒犯热何如？岐伯曰：寒热内贼，其病益甚。"

中医治疗疾病，主张"寒者热之，热者寒之"，寒凉的药物，能够治疗热性疾病，这是很容易理解的，但是，"发表"这种解除表邪的治疗方法，有一些特殊的要求，就是离不开热性药，也就是"发表而不远热"的原则。因为，寒气在表，毛窍闭塞，无汗恶寒。用温热药发汗解表，是一种很常用的方法。从《神农本草经》所录可以发汗的药物，以及出土的汉代医简"伤寒四物方"来看，用热性药物发汗，是当时很常用的方法。

这就可以达到岐伯所说的"不远热则热至，不远寒则寒至"。

七、提出物理降温方法

《素问·刺热》提出："诸治热病，以饮之寒水乃刺之，必寒衣之，居止寒处，身寒而止也。"注重物理降温，这也是《内经》时代的一种治疗方法。

八、用脏腑辨证方法论治热病

《素问·刺热》用脏腑辨证而不是按六经论述热病证治，为后世三焦脏腑辨证开创先河。

《素问·刺热》说："肝热病者，小便先黄，腹痛多卧身热，热争则狂言及惊，胁满痛，手足躁，不得安卧，庚辛甚，甲乙大汗，气逆则庚辛死，刺足厥阴少阳，其逆则头痛员员，脉引冲头也。心热病者，先不乐，数日乃热，热争则卒心痛，烦闷善呕，头痛面赤无汗，壬癸甚，丙丁大汗，气逆则壬癸死，刺手少阴太阳。脾热病者，先头重颊痛，烦心颜青，欲呕身热，热争则腰痛不可用俯仰，腹满泄，两颔痛，甲乙甚，戊己大汗，气逆则甲乙死，刺足太阴阳明。肺热病者，先淅然厥，起毫毛，恶风寒，舌上黄身热。热争则喘咳，痛走胸膺背，不得大息，头痛不堪，汗出而寒，丙丁甚，庚辛大汗，气逆则丙丁死，刺手太阴阳明，出血如大豆，立已。肾热病者，先腰痛胻痠，苦渴数饮身热，热争则项痛而强，胻寒且痠，足下热，不欲言，其逆则项痛员员澹澹然，戊己甚，壬癸大汗，气逆则戊己死，刺足少阴太阳。诸汗者，至其所胜日汗出也。肝热病者，左颊先赤；心热病者，颜先赤；脾热病者，鼻先赤；肺热病者，右颊先赤；肾热病者，颐先赤。病虽未发，见赤色者刺之，名曰治未病。"

该篇记载了肝热病、心热病、脾热病、肺热病、肾热病的症状和治疗方法，可以说是外感热病脏腑辨证的先驱，有很高的学术价值。比如，其中对于肺热病的描述，就很像 2003 年流行于中国、大闹寰球的 SARS。

该篇提到五脏的热病共有的症状都有面色赤，而且能在热病的早期出现，甚至提到"见色赤者刺之"就是治未病，可见面色赤在外感热病早期诊断中的价值是很高的。它既为"望而知之"的"神医"提供了基础，也说明了古人治未病的可行性。也就是说，像扁鹊望桓侯那样的"超前诊断"并非不可能，并且，中医预防用药的"先病而治"，也绝不等于人人服药。

有的热病，先发热而后才有其他证候；有的热病，先有其他证候然后才发热。心的热病甚至"数日乃热"。诊断热病，不能把发热作为不可或缺的症状或者主症。

张仲景吸收古人这一经验，在《伤寒论》中说："太阳病（注：即发病第一天），或已发热，或未发热，必恶寒、体痛、呕逆、脉阴阳俱紧者，名曰伤寒。"又说："病有发热恶寒者，发于阳也；无热恶寒者，发于阴也。"也指出有的伤寒病初期并不发热，主要是恶寒。

《素问·评热病论》不仅引用了古代《热论》的"汗出而脉尚躁盛者死"的著名论断，而且还引用了古代《刺法》关于风水的学说，提出了"邪之所凑，其气必虚"的著名论点。也就是说，即使是外感热病，外来的邪气也必须在人体正气亏虚的时候，才能引发疾病。治疗结果的好与坏，更离不开人体正气的存亡。正气由何构成，值得我们进一步思考。紧紧依靠正气，这既是中医的出发点，也是中医的落脚点。

《难经》广义伤寒与温病的关系

《素问》《灵枢》在疾病的命名上，不够重视作为病因的伤寒之邪，因此有"热论""评热病论""刺热论""热病"，却没有一篇是以"伤寒"命名的专篇。

这说明其虽然认识到了外感热病的病因"皆伤寒之类也"，却没有在病名上进行强化，也就是说，没有上升为"一级"病名，在认识寒邪的高度上，与后世是有明显的不同的。另外，《热论》六经辨证之中，没有"恶寒"的症状，可见"《内经》时代"对于热病之伤寒病因是不够重视的。

这一特点，到了《难经》的时代，发生了明显的变化。

《难经·四十九难》云："何以知伤寒得之？然：当谵言妄语也。何以言之？肺主声，入肝为呼，入心为言，入脾为歌，入肾为呻，自入为哭。故知肺邪入心，为谵言妄语也。其病身热，洒洒恶寒，甚则喘咳，其脉浮大而涩。"根据《难经》的这段论述，可以看出在伤寒病的标准里，除了身热、恶寒、喘咳之外，还把"当谵言妄语"作为常见症状，可知其绝非"感冒"之类的轻浅之证，而是热势很高的传染病。

《难经·五十八难》云："难曰：伤寒有几？其脉有变不？然：伤寒有五，有中风，有伤寒，有湿温，有热病，有温病，其所苦各不同。中风之脉，阳浮而滑，阴濡而弱；湿温之脉，阳濡而弱，阴小而急；伤寒之脉，阴阳俱盛而紧涩；热病之脉，阴阳俱浮，浮之而滑，沉之散涩；温病之脉，行在诸经，不拘何经之动，各随其经之所在而取之。"

伤寒学派到底崛起于哪一具体的时代，颇难说清楚。因为殷商甲骨文时代就有不少"祸风有疾"的记载，而且"祸风有疾"四条带有日期的甲骨文，都出现于十二月与一月，全在冬末春初的季节，正是寒风凛冽的时候。但是，张仲景看到的《八十一难》与《阴阳大论》都是主张广义伤寒学说的，我们目前只能把伤寒学派的崛起追溯到这两部书的成书时期。

《难经》与《素问》《灵枢》一样，是成书较早的传世中医经典。一般认为，《难经》是将《素问》《灵枢》中的部分问题加以阐述与说明的，有设问，有解答，故云《难经》。但是，《难经》中有许多认识是与《素问》《灵枢》的观点不同的，也有许多问题《素问》《灵枢》之中并未涉及。正如滑伯仁《难经本义》所言："详其设问之词，称经言者，出于《素问》《灵枢》二经之文，在《灵枢》者尤多，亦有二经无所见者。"有人认为《难经》为春秋战国时期著名医家扁鹊秦越人所作，是《扁鹊内经》的翻版。曹东义《中医外感热病学史》认为，这种说法与认为《素问》《灵枢》即是《黄帝内经》一样，都是根据不足的。

《难经》之中引用"《经》言"之处约有 35 处，几乎是

"八十一难"的一半，其书应当定型于刘向校正医书，有了"医经七家"的说法之后，是比较可信的。将《难经》或《八十一难》说成是扁鹊所作，最早见于杨玄操《难经序》。此前，西晋皇甫谧在《甲乙经序》中，将《素问》《灵枢》断为《黄帝内经》的同时，又在《帝王世纪》中将《难经》的著作权判给了黄帝，他说："黄帝命雷公歧伯论经脉，旁通问难八十一，为《难经》。"皇甫谧此说也产生了一定影响，因此曾被仲景引用的《八十一难》，到了《隋书·经籍志》的目录中便成了"《黄帝八十一难》二卷"，但其中并没有注明作者是谁。

唐初著名文学家王勃为《难经》作序，对《难经》的成书和流传过程描述得更是煞有介事："《黄帝八十一难经》是医经之秘录也。昔者歧伯以授黄帝，黄帝历九师以授伊尹，伊尹以授汤，汤历六师以授太公，太公授文王，文王历九师以授医和，医和历九师以授秦越人，秦越人始定立章句，历九师以授华佗，华佗历六师以授黄公，黄公以授曹夫子。夫子讳元字真道，自云京兆人也。盖受黄公之术，洞明医道，至能遥望气色，彻视府藏，浇肠刳胸之术，往往行焉。浮沉人间，没有知者。"王勃以他的神来之笔，为我们勾画出一幅只有在武侠小说之中才能一见的"神传秘籍"流传路线图，我们如果信以为真，势必会闹出许多笑话。恰如余嘉锡《古书通例》所云："是故诸子之书，百家之说，因文见意，随物赋形。或引古以证其言，或设喻以宣其奥。譬如童子成谣，诗人咏物，兴之所至，称心而谈。若必为之训诂，务为穿凿，不惟事等刻舟，亦且味同嚼蜡矣。夫引古不必皆虚，而设喻自难尽实，彼原假此为波澜，何须加之考据。"

受王勃、杨玄操之说的影响，《旧唐书·经籍志》记云："《黄帝八十一难》一卷，秦越人撰。"《新唐书·艺文志》也云：

"秦越人《黄帝八十一难经》二卷。"《汉书·艺文志》所载之《扁鹊内经》《扁鹊外经》，皆不云"秦越人撰"，究其原因，当是刘向、李柱国校正医书之时，认为《扁鹊内经》《扁鹊外经》虽源出于扁鹊，却有可能是其门弟子或后人所编著而成的一家之学，未必是秦越人亲自手书而成，与《吕氏春秋》《管子录》之类相同，也与司马迁所说"至今天下言脉者，由扁鹊也"之意相似，是一家之学的总集，故以学说创始人题为书名，并非云此书皆由其本人亲自撰写。

通过上述考证，可以认为《难经》应当成书于刘向校书之后，东汉仲景著书之前，其内容则与《素问》《灵枢》一样，汇集了汉以前医学成就的精华，是一部非常重要的典籍。《难经》在外感热病方面的论述，也非常突出。

《难经》五十八难，明确指出了"伤寒有五"，将热病与中风、温病、狭义伤寒、湿温一起，归属于广义伤寒之内，尤其是把热病纳入到广义伤寒之下，从此，成了伤寒的"一统天下"，热病一词很少有人提到了。隋唐之际的杨上善编著了《黄帝内经太素》，在整理《素问》《灵枢》有关热病内容的时候，却冠以"伤寒"的名称，由此可见东汉末年以来，范汪、华佗、张仲景、王叔和、皇甫谧、葛洪、陶弘景等名医，都闭口不谈热病，而是众口一致地说起了伤寒，成了不可逆转的时代风尚。到了杨上善的时候，把当代的"普遍认识"上溯，似乎"内经"也是只说伤寒不提热病的，所以将就着用"伤寒"做了篇名。

"伤寒有五"既体现出《难经》"审因论治"的思想，也反映了《难经》作者在当时的历史条件下，试图区分外感热病的多样性。也即在探讨外感热病共有的证候和规律的同时，尽可能反映不同外感热病的特点。这一学说，在中医界一直影响了两千年，此后外感热病学说日渐丰富，寒温论争此起彼伏。论争之中，中医外感热病的辨证体系、治疗法则、处方用药逐渐丰富起来。另一方面，我们也必须看到，由于历史条件的限制，古人既看不到外感热病真正致病的微生物，也不可能将每一种外感病的病位、病理改变看得十分清晰，只是属于"天才"地猜测病因，没有一个评判的金标准，难免发生见仁见智的争论。

值得注意的是，《难经·五十八难》所说的五种伤寒病，与后世的定义不完全相同。《难经》的定义完全根据脉证，其中并未提季节气候因素；后世命名外感热病，多数局限于季节气候因素。后世说伤寒、中风多在冬春；热病、暑病、湿温，发于夏季，或者发于秋初，都与季节的主气有关。《难经》按脉证命名，体现辨证论治精神；后世按季节命名，希望能够"审因论治"。然而，"病因之难求"，曾经困扰了中医几千年。

由于《难经》的影响，汉以后，《素问》《灵枢》大力论述的热病，完全被广义伤寒所代替，不再被学术界所重视，"热病"证治，几乎成了绝学。《难经》的广义伤寒学说，得到汉末张仲景的推崇与遵循，他著成《伤寒杂病论》，使伤寒病证治空前丰富，也促使《素问》《灵枢》的热病学说逐渐淡出历史舞台。在金元医学争鸣中，寒凉派的开山大师刘河间，虽然大力倡导"伤寒即是热病"，不能作寒医，但他的著作仍称作《伤寒直格》《伤寒标本类萃》，而不以热病名书。

《难经》提到伤寒病的治疗，五十八难说："伤寒有汗出而愈，下之而死者；有汗出而死，下之而愈者，何也？然：阳虚阴盛，汗出而愈，下之即死；阳盛阴虚，汗出而死，下之而愈。寒热之病，候之如何也？然：皮寒热者，皮不可近席，毛发焦，鼻槁不得汗；肌寒热者，皮肤痛，唇舌槁，无汗；骨寒热者，病无所安，汗注不休，齿本槁痛。"其中对于汗法、下法的论述，也成为后世遵循的法则。

《伤寒例》说："夫阳盛阴虚，汗之则死，下之则愈；阳虚阴盛，汗之则愈，下之则死。夫如是，则神丹安可以误发？甘遂何可以妄攻？虚盛之治，相背千里，吉凶之机，应若影响，岂容易哉！"

汗下二法，曾经是《素问·热论》主张的热病主要治疗方法，并且有严格的日数限制，三日之前用汗法，三日之后用下法。在《难经》"五十八难"之中，已经把这两个方法作为伤寒病基本治疗方法。《伤寒例》进行了全面的继承，东汉末年华佗发展出第四日邪气在胸部，治疗要用吐法，也就是华佗用汗吐下三法治疗伤寒。

《阴阳大论》论述伤寒与温病

伤寒学派的创立，还与张仲景引用的《阴阳大论》有关。《阴阳大论》被张仲景引用之后，很快就散佚了，没有流传下来。唐代王焘管理国家图书，他在著作《外台秘要》的时候，引用的《阴阳大论》是从《伤寒例》转引的选段，这个选段的《阴阳大论》还见于敦煌卷子之中。宋金之后的医学家，也很看重《伤寒例》之中引用的这个选段，原因就是其成就非常高。

张仲景在《伤寒例》里，开篇就说"《阴阳大论》云"，把《阴阳大论》的有关文字，作为了他自己对于伤寒学说的总论。

"《阴阳大论》云：春气温和，夏气暑热，秋气清凉，冬气冷列，此则四时正气之序也。冬时严寒，万类深藏，君子固密，则不伤于寒。触冒之者，乃名伤寒耳。其伤于四时之气，皆能为病，以伤寒为毒者，以其最成杀厉之气也。中而即病者，名曰伤寒；不即病者，寒毒藏于肌肤，至春变为温病，至夏变为暑病。暑病者，热极重于温也。是以辛苦之人，春夏多温热病，皆由冬时触寒所致，非时行之气也。凡时行者，春时应暖，而反大寒；夏时应热，而反大凉；秋时应凉，而反大热；冬时应寒，而反大温。此非其时而有其气，是以一岁之中，长幼之病多相似者，此则时行之气也。"

上面这一段文字被《外台秘要》引为"阴阳大论云"，在《伤寒例》之中，下面的一段文字与上面的论述，浑然一气，也应该是这段引文的继续：

"夫欲候知四时正气为病，及时行疫气之法，皆当按斗历占之。九月霜降节后，宜渐寒，向冬大寒，至正月雨水节后，宜解也。所以谓之雨水者，以冰雪解而为雨水故也。至惊蛰二月节后，气渐和暖，向夏大热，至秋便凉。从霜降以后，至春分以前，凡有触冒霜露，体中寒即病者，谓之伤寒也。九月十月，寒气尚微，为病则轻；十一月十二月，寒冽已严，为病则重；正月二月，寒渐将解，为病亦轻。此以冬时不调，适有伤寒之人，即为病也。

其冬有非节之暖者，名曰冬温。冬温之毒与伤寒大异，冬温复有先后，更相重沓，亦有轻重，为治不同，证如后章。从立春节后，其中无暴大寒，又不冰雪，而有人壮热为病者，此属春时阳气发于（外），冬时伏寒，变为温病。

从春分以后，至秋分节前，天有暴寒者，皆为时行寒疫也。三月四月，或有暴寒，其时阳气尚弱，为寒所折，病热犹轻；五月六月，阳气已盛，为寒所折，病热则重；七月八月，阳气已衰，为寒所折，病热亦微。其病与温及暑病相似，但治有殊耳。

十五日得一气，于四时之中，一时有六气，四六名为二十四气也。然气候亦有应至而不至，或有未应至而至者，或有至而太过者，皆成病气。但天地动静，阴阳鼓击者，各正一气耳。是以彼春之暖，为夏之暑；彼秋之忿，为冬之怒。是故冬至之后，一阳爻升，一阴爻降也；夏至之后，一阳气下，一阴气上也。斯则冬夏二至，阴阳合也；春秋二分，阴阳离也。阴阳交易，人变病焉。此君子春夏养阳，秋冬养阴，顺天地之刚柔也。小人触冒，必婴暴疹。须知毒烈之气，留在何经而发何病，详而取之。是以春伤于风，夏必飧泄；夏伤于暑，秋必病疟；秋伤于湿，冬必咳嗽；冬伤于寒，春必温病。此必然之道，可不审明之。"

被《外台秘要》引为"阴阳大论云"的文字虽然见于第一自然段，此下的《伤寒例》文字是张仲景的论述，还是继续引用的《阴阳大论》的有关内容，我们现今是无法确知的。但是有一点，《阴阳大论》既然被张仲景看重，而且是一部专门的著作，似乎不应当只有这么几行字。下面的有关论述，有可能还是《阴阳大论》的思想。这样说，并没有贬损张仲景的意思，只是为了追本溯源，"把著作还先贤，把叙述给后人"，尽量符合历史的本来面目。

即使是《外台秘要》所引用的这一小段《阴阳大论》，也给我们传达了浓厚的外感热病学说新思想。"伤于四时之气，皆能为病，以伤寒为毒者，以其最成杀厉之气也。"秋冬寒气主杀藏，其产生疾病的严重性，自然不同于主生长的春夏季节，用"寒毒"来形容寒邪的性质，这在此前是未见论述的，这是古人看重伤寒的主要原因，也是广义伤寒学说产生的理论基础。

《阴阳大论》还首次提出"寒毒藏于肌肤"的问题，既发了《素问》"冬伤于寒，春必病温"的思想，也使《难经》所说的"伤寒有五"的五种外感热病之间，具有了时间递进、天地阴阳变化、疾病相互转化的联系。同时也是后世伏气温病学说的真正奠基之作。

《阴阳大论》还首次明确提出了"时行病"的概念，它与古老的疫病学说一样，指的都是"长幼之病多相似者"，是现代意义上的暴发性流行病。更进一步提出了流行的原因是"非其时而有其气"，用自然界气候异常进行解释，既不同于古代的神鬼降灾说，也不是不可知论。这一观点，此后被广泛应用，《诸病源候论》还发挥成"时行诸候"，与伤寒温病一起并列探讨。

《伤寒例》云："九月十月，寒气尚微，为病则轻；十一月十二月，寒冽已严，为病则重；正月二月，寒渐将解，为病亦轻。此以冬时不调，适有伤寒之人，即为病也。"说明秋末至春初，长达近六个月的时间内，伤寒是主要的外感病。而且其他季节另六个月之中，也常见到感受寒邪的外感病，所以《伤寒例》又说："三月四月，或有暴寒，其时阳气尚弱，为寒所折，病热犹轻；五月六月，阳气已盛，为寒所折，病热则重；七月八月，阳气已衰，为寒所折，病热亦微。其病与温及暑病相似，但治有殊耳。"四季都有伤寒，足见其为病的广泛性。

《阴阳大论》对于季节气候与外感病关系的重视，超越了《难经》的有关学说。

"君子固密，则不伤于寒"的思想，仍然有"外邪决定论"的意蕴，是消极的预防思想的体现，对于人体正气在发病过程之中的作用，认识不足；或者只述其一，未云其二，有立论不周之嫌。

我们不是为了苛责古人，而"吹毛求疵""鸡蛋里挑骨头"，而是为了正确地对待前人的进步与不足，为了阐明外感热病学说的点滴进步或偏失。

张仲景与此不同，他虽然引用了《难经》《阴阳大论》的有关论述，却不是完全照搬信条，而是十分重视人体正气在发病过程中的作用。他说："夫人禀五常，因风气而生长，风气虽能生万物，亦能害万物，如水能浮舟，亦能覆舟。若五脏元真通畅，人即安和。客气邪风，中人多死，千般疢难，不越三条：一者，经络受邪入脏腑，为内所因也；二者，四肢九窍，血脉相传，壅塞不通，为外皮肤所中也；三者，房室、金刃、虫兽所伤。以此详之，病由都尽。"

张仲景在前人认识的基础上，既继承了"君子固密，则不伤于寒"的思想，而主张"若人能养慎，不令邪风干忤经络"；又把外因与内因结合起来考虑，尤其突出了内因在发病过程中的作用。他认为，即使是外邪入里，也是"为内所因"，有其内在的根据。

他强调生活养生的预防作用，所谓"无犯王法、禽兽灾伤"，不只是避免皮肉之苦，更可预防心灵创伤，是"精神内守"的基本保障。因为犯王法和遭受虫兽灾害的伤害，除了肉体要受伤之外，精神的创伤是不可避免的。"房室勿令竭乏"不是禁欲，也不是纵欲，而是要有节制，是防止精血耗伤、正气亏损的有效方法。所谓"服食节其冷热苦酸辛甘"，讲的是饮食起居有常度，"不妄做劳"，不偏嗜偏食，因为《素问》说"阴之所生，本在五味；阴之五宫，伤在五味"。处理好这些关系，就能够"不遗形体有衰，病则无由入其腠理"。此与《素问》"正气存内，邪不可干"完全一致，也极大地丰富和发展了《阴阳大论》"不伤于寒"的思想。

人们在发热之时，往往可以追溯到近期感受寒邪的情况，而且在发热初期常可见到"恶寒"的表现，很容易认识到发热的诱因是伤于寒气或伤于寒邪，程度更甚者，也可以称之为"寒毒""寒疫"之气。对于那些既不是处于寒冷季节、又没有恶寒症状的发热情况，古人也推测是与伤寒有关，只是把伤于寒的时间大大地向前推移到冬季，称其为"伏气伤寒"，或叫温病、暑病。故《伤寒例》云：冬季"中而即病者，名曰伤寒；不即病者，寒毒藏于肌肤，至春变为温病，至夏变为暑病。暑病者，热极重于温也。是以辛苦之人，春夏多温热病，皆由冬时触寒所致，非时行之气也"。由此可以说明寒邪致病的严重性和广泛性。

张仲景在《伤寒论·自序》中说："余宗族素多，向余二百，建安纪元以来，犹未十稔，其死亡者，三分有二，伤寒十居其七。"他在《伤寒例》中引《阴阳大论》之文云："其伤于四时之气，皆能为病，以伤寒为毒者，以其最成杀厉之气也。中而即病者，名曰伤寒；不即病者，寒毒藏于肌肤，至春变为温病，至夏变为暑病。"张仲景因此将自己的著作命名为《伤寒杂病论》，使《难经》提出的广义伤寒学说，完成了向临床的过渡。

《伤寒例》论伤寒与温病

《伤寒例》是《素问》《灵枢》《难经》《阴阳大论》的热病学说走向《伤寒杂病论》的理论桥梁，既体现了仲景学说与"古训"在学术上的继承关系，又反映了其辨证论治的突出成就，与《伤寒论》文字、内容首尾相应。

由于今本《伤寒例》中有"今搜采仲景旧论，录其证候诊脉声色,对病真方,有神验者,拟防世急也"之说,而且,《外台秘要》之中的"王叔和曰"也有这段话,所以,后世有人认为《伤寒例》是王叔和所作。

自王安道、陶华、方有执、喻嘉言等"错简说"盛行之后,《伤寒例》被当作王叔和"赞经之辞"而大受诋毁。喻嘉言在《尚论篇》中说:王叔和整理《伤寒论》是"碎裁美锦,缀以败絮,盲瞽后世,无繇复睹蘊藏之华"。致使《伤寒例》与《评脉法》《辨脉法》等一起,被排斥在"洁本《伤寒论》"之外,一般刻本和《伤寒论》教材,都不再收录《伤寒例》,它在外感热病方面所具有的突出成就,也无缘被人们认识,实在是外感热病学史上的一大"冤案"。

曹东义《中医外感热病学史》,将敦煌卷子及其他异文仔细考证,发现王叔和曾节录而未撰著《伤寒例》。王叔和辨治伤寒不取六经辨证,论传变独尊华佗"六部传变"学说,与仲景及《伤寒例》在学术思想上有着明显的分歧。因此,曹东义认为《伤寒例》之作,非叔和所为。《伤寒例》中虽混杂后世辞句,但其原作当为仲景手笔。

张仲景在伤寒学术方面所取得的成就,历代医学家都有研究和阐述,堪称内容丰富的"伤寒学"。按照国医大师邓铁涛教授"以发展的观点看待外感热病"的思想进行总结,张仲景外感热病学术成就大约有以下几个方面:

一、重视外邪致病因素的作用

《素问》《灵枢》之前的外感热病,虽然已经有了"今夫热病者皆伤寒之类也"的外因认识,但是,并没有在疾病的命名上予以突出体现,所以名"热病"而不云"伤寒"。伤寒学说崛起之后，改变了命名方法，把以证候命名的学术特征，转变为以外邪致病因素命名疾病。

命名方法的转变，意味着学术着眼点的不同，意味着战略目标的转移，尽管这种"转移"的得失还有待于历史的验证，但是，自汉末一直到明末清初，伤寒学派的新的命名方法，得到了历代医家的遵循与继承，影响学术界一千多年。温病学家虽然谈论的是温病，但是命名方法上仍然借助伤寒学家的方法，而没有借助于热病学说以突出证候命名疾病的特点。

重视外邪致病因素，在当时具有促进学术发展的积极意义。因为，《素问》《灵枢》只提到发热为主就是热病，那么，这种热病是如何产生的？是限定于"冬伤于寒"还是可以泛发于四季？伤寒学家的认识有了新的发展，《阴阳大论》提出来"寒毒"之说，受到了张仲景的重视，并进一步强调了寒邪致病的严重性和广泛性，认为四季都可以有伤寒。

这是明显不同于前人的观点。而且，还提出来"时行寒疫"的学说，认为严重流行的传染病，大多与气候有寒潮有关。

《伤寒例》还提出来"更感异气，变为他病"的观点，把外感寒邪作为一切外感热病的基础因素。

《伤寒例》说："若更感异气，变为他病者，当依旧坏证病而治之。若脉阴阳俱盛，重感于寒者，变为温疟；阳脉浮滑，阴脉濡弱者，更遇于风，变为风温；阳脉洪数，阴脉实大者，更遇温热，变为温毒。温毒为病最重也；阳脉濡弱，阴脉弦紧者，更遇温气，变为瘟疫。以此冬伤于寒，发为温病，脉之变证，方治如说。"

"脉阴阳俱盛"本来是《难经·五十八难》所叙述伤寒病的脉象，现在提出来"若脉阴阳俱盛，重感于寒者，变为温疟"，其显然不同于《难经》的观点。

"阳脉浮滑，阴脉濡弱"是《难经》所说的"中风"的典型脉象，《伤寒例》却提出来"阳脉浮滑，阴脉濡弱者，更遇于风，变为风温"，也与《难经》不同。

《伤寒例》所说的"阳脉洪数，阴脉实大者，更遇温热，变为温毒"，也应当脱胎于《难经·五十八难》所说的"热病之脉，阴阳俱浮，浮之而滑，沉之散涩"。

《伤寒例》所说的"阳脉濡弱，阴脉弦紧者，更遇温气，变为瘟疫"，也是《难经》"湿温之脉，阳濡而弱，阴小而急"有关内容的丰富与发展。

因此，经过《伤寒例》的"再认识"，《难经》的"伤寒有五"中的伤寒、中风、热病、湿温，已经通过"更感异气"，变成了温疟、风温、温毒、瘟疫，都变成了后世所说的温病，为瘟疫、温病学派的诞生开创了先河，完成了伤寒向温病转化的理论阐释。也就是说，伤寒与温病的界限，在《伤寒例》作者的眼里，是可以转化的，可以由伤寒转为温病，"以此冬伤于寒，发为温病，脉之变证，方治如说"。伤寒与温病的界限，并不像后世温病学家所说的那样如水火冰炭之别，不可逾越。《伤寒例》的伤寒"更感异气"可以向温病转化的观点，对于今天的寒温统一，仍然具有启迪意义。

二、努力探索外感热病的多样性

"热病"是很笼统的说法，是众多疾病的总概括。同样是发热为主的热病，在不同的季节里，其临床过程是不一样的；即使是同一季节里，不同人所患的热病也是有所区别的，该怎样认识外感热病的这些区别呢？《难经》的"伤寒有五"学说，《伤寒例》的"更遇异气，变为他病"学说，可以比较好地解释外感热病的复杂性，也可以为千变万化的临床现象，提出理论思考。

《伤寒例》关于外感热病的多样性的认识，启发了后世温病学家。吴鞠通《温病条辨》说："温病者，有风温、有温热、有温疫、有温毒、有暑温、有湿温、有秋燥、有冬温、有温疟。"吴鞠通所说的这九种温病，几乎囊括了仲景时代的所有外感热病。所不同的是，《伤寒例》用广义伤寒来概括这九种温热病，并且"悉以治伤寒之法治之"，而吴鞠通则用广义温病来概括。因此，吴鞠通说："此九条（温病），见于王叔和《伤寒例》中居多，叔和又牵引《难经》之文以神其说。按时（代）推病，实有是证，叔和治病时，亦实遇是证。但叔和不能别立治法，而叙于《伤寒例》中，实属蒙混，以《伤寒论》为外感之妙法，遂将一切外感，悉收入《伤寒例》中，而悉以治伤寒之法治之。"吴鞠通承认仲景时代也有他说的几种温病，其区别只是他用温病的治疗方法进行治疗，而仲景、叔和却是用伤寒的方法进行治疗的。

三、辨证方法的进步与发展

华佗独创"伤寒六部传变"和以汗吐下三法治伤寒的学说，为我们留下了极为难得的学术见解。他还非常重视伤寒病过程中"胃烂斑出"的证治，实为后世温病学家辨治斑疹的先驱。他的学说深受王叔和等医家的推崇，在《诸病源候论》《备急千金要方》《外台秘要》等书中亦有引用，影响极为深远。

华佗论述伤寒病证治的著作，虽久已失传，但孙思邈《备急千金要方》引华佗曰："夫伤寒始得，一日在皮，当摩膏火灸之即愈。若不解者，二日在肤，可依法针，服解肌散发汗，汗出即愈。若不解，至三日在肌，复一发汗即愈。若不解者，止，勿复发汗也。至四日在胸，宜服藜芦丸，微吐之则愈。若病困，藜芦丸不能吐者，服小豆瓜蒂散，吐之则愈也。视病尚未醒醒者，复一法针之。五日在腹，六日入胃。入胃乃可下也。若热毒在外，未入于胃，而先下之者，其热乘虚入胃，即胃烂也。然热入胃，要须下去之，不可留于胃中也。胃若实热为病，三死一生，皆不愈。胃虚热入烂胃也，其热微者，赤斑出者。此候五死一生；剧者黑斑出者，此候十死一生。但论人有强弱，病有难易，得效相倍也。"

《外台秘要》所引"华佗曰"此下还有"病者过日，不以时下之，热不得泄，亦胃烂斑出矣"。

《备急千金要方》与《外台秘要》成书相差百年左右，皆引用华佗的伤寒学说，文字基本相同。是孙思邈、王焘都见到了华佗的著作，而分别引用，还是《外台》转引自《备急千金要方》？编者倾向于后者。如果是前者，说明唐代中叶华佗的著作还在流传；假如是后者，那就说明有可能华佗的著作当时已经失传。

华佗"六部传变"不同于《素问》六经，其只云伤寒而不称热病，由此也可推知其学术主张，应当受到《难经》与《阴阳大论》的影响，但也受到《素问·热论》影响，故云"日传一部"。然而，华佗"六部传变"学说，毕竟不同于《素问·热论》和仲景《伤寒杂病论》的六经辨证，它自成一套辨证体系，体现出他对伤寒病的独特认识。"六部传变"的传变方式，与《素问·热论》一样，也是把发病日数作为一个非常重要的指标，当成临床治疗的依据，虽有整体把握伤寒病情变化的优点，但是验之于临床，难以完全相符。"日传一部"与《素问·热论》"日传一经"一样失之于拘泥。仲景《伤寒例》中"当一二日发""当三四日发"、《伤寒论》"伤寒三四日""太阳病四五日"等或然之词的应用，则更能切合临床实际，更符合辨证论治精神，而不是像《素问·热论》那样强调"三日前后分汗泄"，或像华佗那样按伤寒病的日期分别使用汗吐下三法。《伤寒论》不愧为辨证论治的典范。

《备急千金要方》引王叔和曰："伤寒病者，起自风寒，入与腠理与精气分争，荣卫否隔，周行不通。病一日至二日气在孔窍皮肤之间，故病者头疼恶寒、腰背强重。此邪气在表，发汗则愈……三日以上气浮在上部，填塞胸心，故头痛胸中满，当吐之则愈。五日以上气沉结在藏，故腹胀身重、骨节烦疼，当下之则愈。明当消息病之状候，不可乱投汤药，虚其胃气也。"王氏此论源于华佗，又有所阐发，使汗吐下三法更明晰易施，同时，论明邪气在胸与入腹，为气之浮沉所致。

《伤寒例》体现了仲景尊经而不泥古的学术风格，如："凡伤于寒则为热病，热虽甚，不死。若两感于寒而病者，必死。尺寸俱浮者，太阳受病也，当一二日发，以其脉上连风府，故头项痛、腰脊强；尺寸俱长者，阳明受病也，当二三日发。以其脉侠鼻、络于目，故身热、目疼、鼻干、不得卧；尺寸俱弦者，少阳受病也，当三四日发。以其脉循胁络于耳，故胸胁痛而耳聋。此三经皆受病，未入于府者，可汗而已。尺寸俱沉细者，太阴受病也，当四五日发。以其脉布胃中，络于嗌，故腹满而嗌干；尺寸俱沉者，少阴受病也，当五六日发。以其脉贯肾，络于肺，系舌本，故口燥舌干而渴；尺寸俱微缓者，厥阴受病也，当六七日发。以其脉循阴器，络于肝，故烦满而囊缩。此三经受病，已入于府，可下而已。"在这段文字里，对《素问·热论》原文进行了改动和补充，涵义深远。《素问·热论》"伤寒一日，巨阳受之"为限定之词，此则改为"当一二日发"等或然之词，意寓不必"日传一经"。将"入脏"改为"入腑"，因腑病多用通下之法，而脏病少有可下之证；将"可泄而已"改为"可下而已"，《素问》用"泄"字与其多用针刺有关，改为"下"字则能与六经病篇诸承气汤相呼应。将六经病主脉增补在证候之前，与仲景重视脉诊的特点颇为一致，如仲景六经病各篇题均为"辨××病脉证并治"，其自序云"并平脉辨证"，治坏病须"观其脉证，知犯何逆，随证治之"等，均为脉在证先，观脉识证。由此可知，《伤寒例》与《伤寒论》文字内容前呼后应，实出仲景之手笔。

张仲景对于伤寒的辨证方法，虽然继承《素问·热论》六经辨证的思想，但是，在具体运用六经的时候，加进了自己独特的学术见解，使之更切于临床实际情况。其突出的表现，就是创立了半在表半在里的"半表半里"概念，阐明了三阴证的本质。

所谓"半表半里"证，是张仲景的创造，也是他善于观察临床实际病情得出的客观认识。本来，按照对立统一的观点认识问题，世界上的病情不是表就是里，表与里之间是不会出现"中间地带"的，出现了"中间地带"，概念就容易模糊，就会让人们觉得不确定，不规范。但是，世界上的事物就是这么复杂，一切绝对的界限是不存在的。人体本身就是一个复杂有机体，疾病过程也是受各种因素影响而出现的十分复杂的临床现象。张仲景根据外感热病的实际过程，发展了《素问·热论》的有关认识，创造性地在里与表之间辟出一块地域，提出半表半里的概念。在临床工作中，根据患者寒热往来、默默不欲饮食、口苦咽干目眩的临床证候，选用小柴胡汤进行治疗，疗效非常之好。张仲景甚至告诉我们"凡有柴胡证，不必悉具，但见一证便是"，这是多么宝贵的经验！

明代外感热病学家吴又可，认真观察传染病的发病与传变过程，认为外感邪气"从口鼻而入"，先进入到皮里膜外的"膜原"，然后再离开膜原，分别向表、向里传变，提出了"疫有九传"的学说。"膜原"的位置，虽然历代有不同的认识，但属于"半表半里"是没有争议的。吴又可创立的"达原饮"，治疗邪在膜原的半表半里证，也是疗效卓著的。张仲景所提出的半表半里证，一直得到后世医家的尊重与遵循。

三阴证是张仲景发展《素问·热论》有关辨证理论的重要贡献，他看到了外感热病的过程之中，可以直中三阴出现以虚寒为主要表现的临床证候，而且就是在一派热象的进程之中，也可能突然转变，由里实热突然转为里虚寒，这种翻天覆地的大变局，没有足够的临床经验，没有过人的胆识是不会参透的。张仲景的可贵之处，就在于他能够从临证实际出发，而不是从概念出发，发现外感热病的突变，这一点连清代的温病学家也要好好向他学习。因为虽然有"炉烟虽熄，不可就云虚寒，恐灰中有火"的现象，但一定要以临床证候为依据，不能以"恐"代"察"，更不能想不到证候的突然转变。

四、治疗方法的丰富与繁荣

代表外感热病学说成就的《素问》《灵枢》，其中提出的治疗方法，主要有《素问·热论》所提出的"其未满三日者，可汗而已；其满三日者，可泄而已"，"体若燔炭，汗出而散"，"热者寒之"；《素问·刺热》提出的"诸治热病，以饮之寒水乃刺之，必寒衣之，居止寒处，身寒而止也"。

由于时代和学术特长的关系，《素问·刺热》提出，治疗热病，"病甚者为五十九刺"。"五十九刺"后世较少应用，尤其是在仲景《伤寒论》问世之后，药物疗法空前丰富，用"五十九刺"取汗更为少见。

华佗用汗吐下三法治疗伤寒，发汗的方法有摩膏、针刺、药物取汗，已经有所发展。

仲景《伤寒杂病论》，不仅注重外感病的发热，而且对发热的不同程度，发热的伴随症状，都进行了更为细致的区别，并给予不同的治疗方法，也即辨证论治的方法。比如发热的同时伴有恶寒，属于表证发热，需要发汗解表治疗。再进一步划分，在发热恶寒同时存在的时候，如果属于没有汗出，或有脉浮紧和呼吸喘促，可以使用麻黄汤；如果发热恶寒，伴有汗出，或有鼻鸣干呕，应当使用桂枝汤；如果是素有咳喘，又新有外感表证，则须选用桂枝汤加厚朴、杏仁；如果外感表证，发热恶寒的同时，有饮邪停聚心下，则需要用小青龙汤进行治疗；如果发热恶寒的同时，兼有内热口渴，烦躁身痛，则需要用大青龙汤治疗。

临床上常常有误治之后，表证未去又添新的正气损伤的情况，如伤阴、伤阳、身痛、心悸、欲作奔豚等证，应当分别采用桂枝加葛根汤、桂枝加附子汤、桂枝加芍药生姜各一两人参三两新加汤、桂枝加蜀漆龙骨牡蛎汤、桂枝加桂汤等进行治疗。仲景还有桂枝加芍药汤、桂枝加大黄汤、桂枝麻黄各半汤、桂枝二麻黄一汤、麻黄杏仁甘草石膏汤、麻黄附子细辛汤、麻黄附子甘草汤、葛根汤、葛根芩连汤等与表证有关的方剂。

《伤寒论》对下法的使用，也很细致：用大承气汤、小承气汤、调胃承气汤治热结于里；桃核承气汤、抵当汤、抵当丸治疗血热互结；十枣汤、大陷胸汤、大陷胸丸、小陷胸汤治疗水热互结，或是痰饮与热互结等。仲景治疗伤寒的法则、方药，细密如此，绝非汗、泄二法，或汗、吐、下三法的几个药方，所能简单概括。仲景六经辨证的内容，博大精深、丰富多彩。难怪王叔和《脉经序》说："仲景明审，亦候形证，一毫有疑，则考校以求验。故伤寒有承气之戒，呕哕发下焦之问。而遗文远旨，代寡能用，旧经秘述，奥而不售。遂令末学，昧于原本，互滋偏见，各逞己能，至微疴成膏肓之变，滞固绝振起之望。良有以也。"唐代医学大家孙思邈也说："伤寒热病，自古有之，名贤睿哲，多所防御，至于仲景特有神功。寻思旨趣，莫测其致，所以医人未能钻仰。"仲景六经辨证的学术特长，是在宋代之后才被认识的。

张仲景的《伤寒论》使外感热病，具备了汗吐下和温清消补八法，常用治疗方剂达到113方。可用于治疗的方剂空前丰富，使临床选用"难于取舍"，因此，才有了"辨证论治"的必要。假如，对于外感热病，只有汗法与下法，而且是按日期使用，就不会有"辨证论治"的可能。

张仲景六经证候网罗之广泛，辨证治疗方法之空前丰富，促使外感热病形成专门的学科，外感热病学说由理论走向了临床实践。

邓铁涛教授说，张仲景医学源于"医经家"与"经方家"。《伤寒论》以经方家之著作《平脉辨证》(《汤液经》等）为蓝本，但以医经之理论为指导加以整理提高而成。诚如邓老所言，张仲景医学成就之所以突出，原因就是对于前人经验广泛深入地汲取，把汉代医学四大流派之中的主要精华，都吸收进他的著作之中了。

张仲景论温病影响深远

张仲景在《伤寒论》中对于温病概念及其证候的描述，对于后世有很深远的影响，但这些影响随着时光的流逝、治疗方法的不断改进提高而被逐渐淡化，甚至被明确否定。

《伤寒论》云："太阳病，发热而渴，不恶寒者为温病。""恶寒"是太阳表证必备的证候，恰如古人所云："有一份恶寒，便有一份表证。"此处的"太阳病"因为"不恶寒"，故与《素问·热论》"伤寒一日，巨阳受之"一样，只能是"发病第一天"之意。也就是说，此处"太阳病"三字不是太阳病的提纲证"脉浮、头项强痛而恶寒"的代称，而是发病第一天之意。仲景受《素问·热论》学术思想影响，也有"伤寒一日，太阳受之"的论述。同理，"阳明病，脉迟，汗出多，微恶寒者，表未解也，可发汗，宜桂枝汤。""阳明病，脉浮，无汗而喘者，发汗则愈，宜麻黄汤。"这两条经文中的"阳明病"，也不是其提纲证的"胃家实"的代称，而是"发病第二天"之意。否则，我们就无法解释这三条原文。这也是仲景《伤寒论》受《素问·热论》"日传一经"影响的有力例证。

在张仲景之前，温病只是发生于春季的"季节病"，不是泛发于四季的广义外感病。在证候上，温病不恶寒而壮热，治疗上自然就没有使用麻黄汤、桂枝汤解表的问题，而是如何清解里热的问题。

张仲景在《伤寒例》中，还提出来一个"更感异气，变为他病"的问题，这个变为"他病"，实际上是变为了"温病"，也就是后世广义温病所说的温疟、风温、温毒、瘟疫。值得说明的是，这个变来的"他病"，是在《难经》广义伤寒的基础上，发展而来的，不是一开始就自己患了这几种温病。外感疾病之间可以转化的学说，与后世每一种温病都对应着一种外邪的学说，是有所区别的，值得我们进一步研究。

温病学说的变化，在晋代已经出现了混乱的情况。葛洪《肘后方》说："伤寒、时行、瘟疫，三名同一种耳，而源本小异。其冬月伤于寒，或疾行力作，汗出得风冷，至夏发，名为伤寒；其冬月不甚寒，多暖气及西风，使人骨节缓堕，受病，至春发，名为时行；其年岁中有疠气，兼挟鬼毒相注，名为温病。如此诊候并相似。又贵胜雅言，总名伤寒，世俗因号为时行，道术符刻言五温，亦复殊，大归终止是共途也。然自有阳明、少阴、阴毒、阳毒为异耳。少阴病例不发热，而腹满下痢，最难治也。"

很显然，葛洪的外感热病学说中，"冬伤于寒，伏气至夏发，名为伤寒"的论述，与《素问》《灵枢》所说的"冬伤于寒，春必温病"的热病学说不同；其"伤寒、时行、瘟疫，三名同一种"的学说，与《难经》的广义伤寒学说也不相符；其"冬月受风，至春发为时行"，"疠气兼加鬼毒相注为温病"的观点，与《阴阳大论》、仲景《伤寒例》的时行疫气、温病等广义伤寒学说也不相符。是其别有师传独出新论，还是其记忆不确而误出谬说？编者不敢妄下断言，但从其论述分析，葛洪主要受仲景伤寒学说的影响。他对仲景六经辨伤寒的学术特色有所认识，与王叔和崇尚华佗"伤寒六部传变学说"有着明显的区别。

葛洪在伤寒病的治疗上主张："伤寒毒气所攻，故凡治伤寒方甚多，其有诸麻黄、葛根、桂枝、柴胡、青龙、白虎、四顺、四逆二十余方，并是至要者。而药难尽备，且诊候须明。悉别所在，撰（于）大方中。今唯载前四方，尤是急须者耳。其黄膏、赤散，在'辟病'条中。预合，初觉患，便服之。"又云："伤寒有数种，人不能别之，令一药尽治之者，若初觉头疼肉热、脉洪起一二日，便做葱豉汤。用葱白一虎口、豉一升，以水三升，煮取一升，顿服取汗。不汗，复更作，加葛根二两、升麻三两、五升水，煎取二升，分再服，必得汗。若不汗，更加麻黄二两。又用葱汤研米二合，水一升，煮之。少时下盐豉，后内（纳）葱白四物，令火煎，取三升，分服取汗也。"

葛洪虽然在外感热病理论方面，缺乏深刻的认识，但在临床治疗上，却积累了许多有效、实用的单方、验方，深受历代医家与世人的珍爱。陶弘景《补阙肘后百一方》序云："伤寒、中风，诊候最难分别，皆应取之于脉。岂凡庸能究？"也许，正是因为葛洪《肘后方》面对的，是对医学了解不够深入的广大群众，所以他才说"伤寒有数种，人不能别，令一药尽治之"。这种放弃理论论争，面向临床治疗的务实精神，正是他的可贵之处。

《小品方》的作者，东晋著名医家陈延之，对葛洪在外感热病辨别上的模糊认识持不同观点，并据《伤寒例》中的广义伤寒学说，论述了伤寒与温病、时气的区别。他说："古今相传，称伤寒为难疗之疾，时行瘟疫是毒病之气，而论治者不判伤寒与时行瘟疫为疫气耳。云伤寒是雅士之辞，天行瘟疫是田舍间号耳，不说病之异同也。考之众经，其实殊矣。所宜不同，方说宜辨，是以略述其要。《经》言：春气温和，夏气暑热，秋气清凉，冬气冰冽，此四时正气之序也。冬时严寒，万类深藏，君子周密，则不伤于寒。或触冒之者，乃为伤寒耳。其伤于四时之气，皆能为病，而以伤寒为毒者，以其最为杀厉之气也。中而即病，名曰伤寒；不即病者，其寒毒藏于肌骨中，至春变为温病，至夏变为暑病。暑病热极，重于温也。是以辛苦之人，春夏多温热病者，皆由冬时触冒寒冷之所致，非时行之气也。凡时行者，是春时应暖，而反大寒；夏时应热，而反大冷；秋时应凉，而反大热；冬时应寒，而反大温。此非其时而有其气，是以一岁之中，长幼之病多相似者，则时行之气也。伤寒之病，逐日深浅，以施方治。今世人得伤寒，或始不早治，或治不主病，或日数久淹，困乃告师。师苟（不）依方次第而疗，则不中病。皆宜临时消息制方，乃有效也。"

《小品方》成于东晋，在宋代之时就已失传。但在晋唐时期，《小品方》的影响很大。宋代林亿校正孙思邈《备急千金要方》"后序"中云："尝读《唐令》，见其制，为医者，皆习张仲景《伤寒》、陈延之《小品》。张仲景书今尚存于世，得以迹其为法，莫不有起死之功焉。以类推之，则《小品》亦仲景之比也。常痛其遗逸无余，及观陶隐居《百一方》、王道（焘）《外台秘要》，多显方之所由来。乃得反覆二书，究寻于《千金方》中，则仲景之法，十居其二三；《小品》十居其五六。粹乎哉，孙真人之为书也！既备有《汉志》四种之事，又兼载《唐令》二家之学。其术精而博，其道深而通，以今知古，由后视今，信其百世可行之法也。"

北宋名医朱肱关于温病的观点，深受同时代医家庞安常的影响，所以《类证活人书》也云："其即时而病者，头痛身疼，肌肤热而恶寒，名曰伤寒。其不即时而病者，寒毒藏于肌肤之间，至春夏阳气发生，则寒毒与阳气相搏于荣卫之间，其患与冬时即病候无异。但因春温气而变，名曰温病。因夏热气而变，名曰热病。温热二名，直以热之多少为义，阳热未盛，为寒所制，病名为温；阳热已盛，寒不能制，病名为热。故大医均谓之伤寒也。"

这段引文之中，"温热二名"以上文字，完全引自庞安常《伤寒总病论》，仅有个别字做了改动。"温热二名"以下文字，是朱肱所做的解释性说明。所以，朱肱与庞安常一样，也认为温病的证候"其病与冬时即病候无异。但因春温气而变，名曰温病"。他认为温病是有表证的。此观点虽与清代温病学家的观点完全一致，但与仲景"发热而渴不恶寒者为温病"的传统定义，大不相同，这为寒温关系的复杂化，埋下了伏笔。

朱肱《类证活人书》云："夏至以前发热恶寒，头疼身体痛，其脉浮紧，此名温病也。春月伤寒谓之温病。冬伤于寒，轻者夏至以前发为温病。"这里朱肱将庞安常的温病"其病与冬时即病候无异"，明确表示为"发热恶寒，头疼身体痛，其脉浮紧，此名温病也。春月伤寒谓之温病"，是直接提出温病有恶寒表证的最早记述，寒温关系复杂化约从此发端。清初名医汪琥的《伤寒论辩证广注》认为朱氏不解仲景书旨，误出谬说。他说："此直是春月伤寒，何得云冬伤于寒，至春始发为温病邪？其言不顺。"

朱肱还吸收了庞安常将仲景《伤寒论》的麻黄汤、桂枝汤、青龙汤中加上寒凉药，变辛温解表之方为辛凉解表之剂的经验，他在《类证活人书》中说："桂枝汤，自西北二方居人，四时行之，无不应验。自江淮间地偏暖处，唯冬及春初可行。自春末及夏至以前，桂枝证可加黄芩半两（原文小注：阳旦汤是也）。夏至后，有桂枝证，可加知母一两、石膏二两，或加升麻半两。若病人素虚寒者，正用古方，不在加减也。"

南宋名医郭雍既继承了《伤寒例》的"伏寒温病"说，又将春时新感风寒温气和春季的时行疫气引起的病证命名为温病，从而将温病分为三种不同病因，突破了传统的"冬伤于寒，春必温病"的"伏气温病"学说，与清代温病学观点一致。因此，也可以说郭雍发展了温病学说。他在《仲景伤寒补亡论》中说："医家论温病多误者，盖以温病为别一种。不思冬伤于寒，至春发者谓之温病；不伤寒而春自感风寒温气而病者，亦谓之温；及春有非常之气中人为疫者，亦谓之温。三者之温自有不同也。"他认为春时自感风寒温气的新感温病，病情最轻。时行疫气之温病稍重于新感温病。伏气温病比冬时伤寒和夏时热病为轻。但郭氏所谓新感温病，有恶寒发热表证，与冬季伤寒病证无别。这种新感温病与伤寒的区别，仅仅是发病季节不同，而非发病证候不同。

郭氏新感温病有恶寒表证的观点，与后世温病学是一致的。他说："假令春时有触冒，自感风寒而病，发热恶寒、头痛、身体痛者，既非伤寒，又非疫气，不因春时温气而名温病，当何名也？如夏月之疾，由冬感者为热病，不由冬感者为暑、为暍，春时亦如此也。"郭氏将伤寒病局限于冬季，而春时感受风寒，其证候与冬时无异却名温病，这种只重视发病季节的区别，而不是从临床证候的不同来划分伤寒与温病的观点，为寒温关系的复杂化留下了伏笔，也为后世称伤寒只在冬季，暑期的外感病分阴暑、阳暑提供了先例。此与仲景"观其脉证，知犯何逆，随证治之"的辨证论治思想，是完全不同的。

清代温病学家在前人有关认识的基础上，对仲景关于温病的定义进行了很大程度的修改，只在"伏气温病"项下，保留仲景关于温病的思想。

首先，关于温病的名称，清代温病学家认为除了冬季的伤寒之外，四时皆有热病，它们总称温病而不是总称伤寒或广义伤寒。其中最具代表性的观点是吴鞠通的《温病条辨》，其上焦篇云："温病者，有风温、有温热、有温疫、有温毒、有暑温、有湿温、有秋燥、有冬温、有温疟。"吴鞠通所说的这九种温病，几乎囊括了仲景时代的所有外感热病。所不同的是：仲景《伤寒例》用广义伤寒来概括这九种温热病，而吴鞠通则用广义温病来概括。

叶天士在《温热论》和《三时伏气外感篇》中，将春温、风温、暑温、湿温、秋燥等四时温热病，都归为广义温病之中，反映了叶天士的广义温病思想。

吴鞠通云："此九条（温病），见于王叔和《伤寒例》中居多，叔和又牵引《难经》之文以神其说。按时（代）推病，实有是证，叔和治病时，亦实遇是证。但叔和不能别立治法，而叙于《伤寒例》中，实属蒙混，以《伤寒论》为外感之妙法，遂将一切外感，悉收入《伤寒例》中，而悉以治伤寒之法治之。"

吴鞠通承认仲景时代也有他说的几种温病，其区别只是他用温病的治疗方法进行治疗，而仲景、叔和却是用伤寒的方法进行治疗的。他的这一观点，与叶天士《温热论》所说如出一辙。

叶天士《温热论》云：温病"辨卫气营血虽与伤寒同，若论治法则与伤寒大异也。"其实，仲景伤寒与后世温病的区别，并不是像叶天士所说的那样水火不容。叶天士的卫气营血辨证，与仲景伤寒的六经辨证大致相似，都是表述外感热病由表入里、自轻而重的发展规律。所不同的是它们的治疗方法，尤其是表证的治疗方法分别为辛温与辛凉。当然，这种区别的形成，经历了一千多年的不懈探索。

由上述论述不难看出，清代温病学家关于温病的定义，基本上不取仲景的观点，但是都与张仲景的思想有关系，只不过张仲景用的是广义伤寒来认识外感热病，而温病学家用的是广义温病来概括，几乎是概念的置换，而不是发现了不同的疾病。当然，在疾病传变论述方面，各有侧重，治疗方法和方药，日渐丰富，这也是时代发展的必然趋势。但是，温病概念变迁，造成了寒温关系的复杂化，并由此导致了后世学者认识上的混乱。

明清温病学家都认为温病大多是从表起病，逐渐深传入里，而不是里热外发；温病可以发于四季的任何季节，而不局限于春季；温病的概念可以包罗很多外感热病，而不仅仅是春季的伏气温病一种；因为大多温病初起有表证，所以必须发汗解表，而不是仲景所做的直清里热。

第二章

辛温解表难用温病学派崛起

外感热病的辛温发汗与辛凉解表法，一向被看成伤寒和温病表证治法不可逾越的鸿沟。但是，仲景对伤寒表证并未言"当辛温解表"，或"当散寒邪"，而只云"当解表""当发汗"。并且对麻黄汤、桂枝汤发汗解表十分谨慎，除严格限定适应证之外，还嘱以少量多次服用，取微似汗出，中病即止，不必尽剂。并且要温覆，啜热稀粥以助药力，而不肯多用热药，其慎辛温发汗若此，说明辛温解表药虽可用，但难以应用，稍有不慎即成误治，变为坏病。仲景还对误汗后变证，详加论述，多达六十余条，也说明了这一问题。

张仲景的时代困惑与对策

张仲景《伤寒论》六经病篇，惟以辨证论治为本，多不细分属何种外感温热病之证。论病之处往往冠以太阳、阳明、少阴等词（约有二百余条），而较少提伤寒、中风、温病等名。其中云"伤寒"之处最多，但也未必是指狭义伤寒。如果将《伤寒论》

中证候与现今温病学中证候相比较，不难看出二者在述证方面的共同点很多，如温病学所说的发热恶寒、壮热烦渴、躁扰不宁、神昏谵语、咳喘呕吐、下利黄疸、惊厥抽搐、斑疹吐衄等，皆不出仲景书之外，也充分说明仲景《伤寒论》是为广义伤寒立法。

如前所述，仲景《伤寒论》既然为广义伤寒立法，那么，《伤寒论》中的方药是否可以治疗各个季节的温热病呢？编者认为，既然《伤寒论》的伤寒、中风表证可以被现代广义温病所包容，那么仲景必以麻黄汤、桂枝汤治疗有恶寒表证之"温病"；《伤寒论》既已为麻黄汤、桂枝汤严立忌宜，可知仲景必定不会用麻桂方治其所云"发热而渴不恶寒"之温病。那么，麻桂辛温发汗之剂，果真能够用来治疗现代温病吗？我认为是应该十分慎重的，但在有些情况下也可以应用，尤其是在汉代以前没有辛凉解表法则和方药的情况下。不承认这一点，我们就抹杀了前人取得的成就，也从根本上动摇了仲景《伤寒论》的价值。

第一，仲景《伤寒论》并未云麻桂方是辛温之剂，也未见仲景明言"当辛温发汗""当散寒邪"的论述。仲景对太阳表证，但云"当发汗""当解表"，凡温针、火劫取汗，皆视为误治。再看《伤寒论》对麻桂方的具体运用，也相当谨慎而法度森严。除阴虚血伤、酒客和阳虚证忌汗外，仲景还嘱人用药要以小剂量多次服用；并且要"温覆、啜热稀粥以助药力"，而不肯多用热药。所谓"取微似汗出"，"若一服汗出病差，停后服，不必尽剂"，等等，明确示人慎汗取效，不可孟浪从事。可见掌握麻桂之适度发汗不太容易，稍有不慎便为误治，或酿致"坏病"，此与"伤寒中风，有柴胡证，但见一证便是，不必悉具"的清解之剂小柴胡汤的轻松用药法度，恰成明显对照。

临床用麻桂辛温解表为何不可浪投？盖伤寒为致病之因，发热是基本病变；恶寒为表象，发热是实质。辛温之"温"，有碍热病之"热"。

麻黄汤、桂枝汤既然不容易施用，仲景为何不予舍弃？

第一，汗法是治疗外感表证的基本方法，而麻黄汤、桂枝汤可发汗解表。

在发掘出土的汉代医简中，存有两个较完整的治疗伤寒的药方，均由附子、桂、细辛、乌喙、术等热性药组成，其中"伤寒四物"方的后面注明"解不出汗"，可见"伤寒四物"方无疑是一首解表方药。

《神农本草经》所收载的药物，虽然有许多可以用于外感热病的治疗，但是明确标示治疗伤寒、中风的药物只有十多味，而明确注明可以发汗解表者，仅有乌喙、麻黄、葱实三味，皆为温热之品。

敦煌卷子有陶弘景《辅行诀脏腑用药法式》，其中转引伊尹《汤液经》的方药，也是用辛温解表方药治疗外感"热病天行"。晋代皇甫谧云："仲景论广伊尹汤液，为数十卷，用之多验。"张仲景《伤寒杂病论》所用的麻黄汤、桂枝汤等著名辛温解表方药，皆出于其中。

《素问》云："体若燔炭，汗出而散。"叶天士也云："在卫汗之可也。"当时对辛凉也能发汗解表还缺乏实践认识，故用辛温取汗。

第二，麻桂辛温发汗虽用之不易掌握，但在严格掌握适应证、药量和煎服法的情况下，仍然可用之取得较好的疗效，而不致变成坏病。

第三，用热药治伤寒，或以辛温发汗，是当时风尚，由来已久，不是张仲景创立，也不是他自己的一家特色。

第四，外感热病表证阶段不可过用寒凉，否则寒凉使表闭不解，病也不去。

叶天士《温热论》云："在卫汗之可也，到气才可清气。"章虚谷注云："邪在卫分，汗之宜辛平表散，不可用凉。清气热不可寒滞，反使邪不外达而内闭，则病重矣。"吴鞠通《温病条辨》用桂枝汤治有恶寒之温病，虽遭后世之讥，然其立论亦必有所据。

总之，辛温、辛凉发汗，皆取其辛散，过热过凉皆非其宜，然辛凉比辛温易施，少有变证。

孙思邈反对以诸冷物治伤寒

孙思邈在中国医学史上，有着非常重要的地位，《新唐书》和《旧唐书》中都有《孙思邈传》。《孙思邈传》称他生活于周至唐高宗年间，"年百余岁"。他能"通百家说，善言老子庄周"。唐朝开国"初，魏征等受诏修齐、梁、陈、周、隋五代史，恐有遗漏，屡访之。思邈口以传授，有如目睹"。

孙思邈是一位学识非常渊博的医学家。他的《备急千金要方》（又称《千金要方》或《千金方》）确实是一部集大成的医学著作，广征博引，有论有方，保留了大量唐代以前的医学精华，也收集了许多唐代之前的外感热病学说的珍贵资料。比如《千金方》引述了华佗、王叔和、陈延之《小品方》、张苗等关于伤寒的学说，不仅被《外台秘要》等医籍反复引用，而且当华佗、王叔和的有关著作、陈延之《小品方》失传之后，《千金方》中的引文仍为我们保留了极为珍贵的早期文献，使我们还能借此了解到伤寒学说在晋唐时期的情况。

　　《千金方》是孙思邈的早期作品，《千金翼方》为其晚年所作。由于《千金方》中有"江南诸师秘仲景方不传"的记述，再加上书中引用仲景《伤寒论》的原文比较少，因此有人提出孙思邈在写作《千金方》时，还没有见到仲景《伤寒论》，而在晚年著作《千金翼方》时才看到了仲景的著作，所以在《千金翼方》中几乎照抄了《伤寒论》的全文。

　　从孙思邈《千金方》论述伤寒病症的特点来看，也是注重于伤寒病的治疗方法，与王叔和《脉经》相似；他在"发汗汤"项下，引用桂枝汤、麻黄汤、大青龙汤，与其在《千金翼方》所云"夫寻（仲景）方之大意，不过三种：一则桂枝，二则麻黄，三则青龙。此之三方，凡疗伤寒不出之也。其柴胡等诸方，皆是吐下发汗后不解之事，非是正对之法"的观点，正相符合。

　　如前所述，《千金方》是孙思邈较早期的著作，其中对仲景《伤寒论》"六经辨伤寒"的学术特点，还缺乏深刻的认识，仅以治法论列方药，所以仲景的《伤寒论》在孙思邈眼中，也只是一部方书，至多是一部重要的方书。

　　随着医疗实践的深入，孙思邈才逐渐认识到仲景《伤寒论》的独特价值。孙思邈在《千金翼方》中说："伤寒热病，自古有之，名贤睿哲，多所防御，至于仲景，特有神功。寻思旨趣，莫测其致，所以医人未能钻仰。尝见太医疗伤寒，惟以大青、知母等诸冷物投之，极与仲景本意相反，汤药虽行，百无一效。伤其如此，遂披《伤寒》大论，鸠集要妙，以为其方。行之以来，未有不验。旧法方证，意义幽隐，乃令近智所迷。览之者，造次难悟。中庸之士，绝而不思。故使闾里之中，岁致夭妄之痛，远想令人慨然无已。今以方证同条，比类相附，须有检讨，仓卒易知。夫寻方大意不过三种：一则桂枝，二则麻黄，三则青龙，此之三方，凡疗伤寒不出之也。其柴胡等诸方皆是吐下发汗后不解之事，非是正对之法。术数未深，天下名贤止而不学，诚可悲夫。又有仆隶卑下，冒犯风寒，天行疫疠，先被其毒。悯之酸心，聊述兹意，为之救法，方虽是旧，弘之惟新。好古君子，嘉其博济之利，无嗤诮焉。"

从孙思邈晚年关于伤寒病的这一段论述中，我们可以得出如下的推论：首先，"伤寒热病，自古有之，名贤濬哲，多所防御，至于仲景，特有神功。寻思旨趣，莫测其致，所以医人未能钻仰"。说明孙思邈认为"伤寒"与"热病"，是完全一样的疾病，"自古有之"，虽然历代名医都进行了积极的探讨，但都不如仲景取得的成绩显著。仲景伤寒虽已不同于《素问》热病，但孙思邈并未提及。当时医家们，对于"特有神功"的仲景伤寒学，却"莫测其致"，完全不能理解、掌握。也就是说，仲景《伤寒论》到唐朝初年，还没有被人们深刻认识。

其次，"尝见太医疗伤寒，惟以大青、知母等诸冷物投之，极与仲景本意相反，汤药虽行，百无一效"。说明唐代之前，许多名医都是用寒凉药治疗伤寒病的，但这种治疗方法疗效很不好。这是什么原因呢？盖伤寒虽是热病，但其发病季节多在冬季，或是比较寒冷的时候，气温较低，属于"寒包火"；另一方面，伤寒初期热势不高，且多有恶寒表证。治疗应当使用辛散解表之药，透邪外出，邪去正安。如果使用大青、知母等寒凉药物，由于"寒主收引"，有可能导致"毛窍闭塞"，使阳气郁闭于内，阴津汗液不能驱邪外出，病情更加严重。即所谓"汤药虽行，百无一效"。但是，当邪气离开太阳之表，进入到阳明阶段，"恶寒"消失，热势更加高涨，往往会出现高热烦渴、面红汗出、口渴思饮、脉搏洪大，甚至神昏谵语等一派热象。这时应当使用白虎汤、栀子豉汤、竹叶石膏汤、大小承气汤，以及"大青、知母等诸冷物"进行清热泻火，解毒保阴，才能取得较好的疗效。孙思邈在这里将"诸冷物"，说成是与"仲景本意相反"，言外之意，"仲景本意"应当是"诸热物"，这有曲解"仲景本意"之嫌。孙思邈不分表里证，一味反对太医用诸冷物治疗伤寒，说明他距揭示仲景六经辨证的实质，还有一定的距离。

韩祗和抵制辛温解表

韩祗和是北宋时期的医学家，也是现存宋代研究仲景伤寒学说著作之中最早、成就最突出的医学家，他的学说对其后的庞安常、朱肱、刘河间、王好古等伤寒大家，都产生了深刻的影响。他的《伤寒微旨论》在明清之际曾经一度失传，《四库全书》从《永乐大典》之中将其辑出。其后，《伤寒微旨论》才又在医学界流传开来。因而研究韩祗和对伤寒学术贡献的学者与论著均较少。

有关韩祗和的祖籍故里和生活年代，史无明载。陈振孙《直斋书录解题》称：《伤寒微旨论》"不著作者，序言元祐丙寅（公元 1086 年），必当时名医也，其书颇有发明"。《四库全书提要》云："祗和实北宋名医，以伤寒为专门者。特《宋史·方技传》不载，其履贯遂不可考耳。"但据韩氏《伤寒微旨论》中所记病例的地址和年号，可大致推测其生活年代和医事活动地域。四个年号分别为公元 1072、1079、1081 和 1082 年。在"温中篇"中韩氏云："尚有未尽证者，愚尝校仇，自至和（1054 ~ 1056）初岁迄于今三十余年……"如韩氏 25 岁左右开始研究医学，到其著《伤寒微旨论》时约 55 岁。若以韩氏享年 70 岁推算，则其当生活于公元 1030～1100 年。

《伤寒微旨论》中所记其行医地名主要有"邢磁二郡""怀卫二郡""滏阳"（即滏阳之误，宋置县，明废入磁州），相当于今河北省邢台、磁县和河南省泌阳、汲县一带。据此推测韩氏祖籍可能为河北与河南交界地区。其行医足迹遍及数县，可见其为医有较大影响，陈振孙称其为当时名医，较为可信。

韩祗和倡伤寒乃郁阳为病，创辛凉解表治法。韩祗和《伤寒微旨论》云："夫伤寒之病，医者多不审察病之本源，但只云病伤寒，即不知其始阳气郁结，而后成热病矣。"又说："寒毒薄于肌肤，阳气不得散发而怫结，故伤寒反为热病也。"因此他得出结论："伤寒之病本于内伏之阳为患也。"韩祗和此论与唐代王冰有相似之处，王冰在注《素问·热论》"人之伤于寒也，则为病热，热虽甚不死"时，指出："寒毒薄于肌肤，阳气不得散发，而内怫结，故伤寒者反为病热。"王冰之论与韩祗和学说，体现出学术上的继承关系。

韩氏论伤寒，避开了病因上的"寒"字，从证候上的热病和"伏阳为热"的病机着眼，为辛凉解表铺叙了理论依据，也发刘河间"伤寒六经皆热论"之先声。他还补阐伤寒和中风的脉象，认为二者均是在浮数的基础上兼见紧或缓象，这也说明伤寒是热病、热证。治宜宣散体内郁阳，清解郁热；忌辛温，宜辛凉。所以，韩祗和发汗解表，完全不用仲景《伤寒论》中的麻黄汤、桂枝汤、青龙汤等辛温解表的方药，而是自创辛凉解表方药，各方之中多有柴胡、薄荷、葛根、桔梗、防风、前胡、石膏、知母等偏于辛凉清解之品，实为辛凉解表。

关于如何掌握伤寒治法，韩氏云："凡治伤寒，若能辨其汗下者，即治病之法得其十全矣。""前可汗篇，别立方药而不从仲景方；今可下篇中，不别立药而从仲景方者何？盖太平之人，饮食动作过妄而阳气多，若用大热药发表，则必变成坏病，故参酌力轻而立方也。"其后的庞安常《伤寒总病论》、朱肱《伤寒活人书》将韩氏因春夏不同时节而分别创制辛凉清解方药的方法，改进为在仲景麻桂方中加石膏、知母、黄芩、葛根等药，其实质是变辛温发汗之方而为辛凉清解之剂，使古方得以新用，为后世所广泛遵从。刘完素倡言伤寒即是热病，亦自制辛凉清解方药，后世温病学更将辛凉解表视为基本法则，韩氏发凡起例之功不可磨灭。

韩氏强调古今时世不同，运气不齐，治世、乱世禀性不同，从而提出伤寒热病当用"辛凉"而远"辛温"，这是畏避辛温发汗之托辞。

韩祗和着眼于自己当时所处的"太平盛世"的时代，认为当用辛凉解表之剂，对仲景麻桂辛温之剂，概予舍弃不用。与韩祗和"太平盛世"不可用辛温解表的说法不同，张子和《儒门事亲》云："解利伤寒、温湿热病，治法有二：天下少事之时，人多静逸，乐而不劳，诸静属阴，虽用温剂解表发汗，亦可获愈。及天下多故之时，荧惑失常，师旅数兴，饥馑相继，赋役既多，火化大扰属阳，内火即动，外火又侵，医者不达时变，犹用辛温，兹不近人情也。止可用刘河间辛凉之剂，三日以里之证，十全八九。予用此药四十余年，解利伤寒、温热、中暑伏热，莫知其数，非为炫也，将以证后人之误用药者也。"张氏这段论述认为"乱世"当用辛凉，与韩祗和所论"治世"当用寒凉之剂，似乎两相悖谬，但他们都强调自己所处的时代，当远辛温而用辛凉。因此，他们都向我们暗示了一个认识：辛温解表难用。张子和还第一次明确指出，寒凉清解之药亦可致汗解表。他说："世俗只知惟温热者可为汗药，岂知寒凉亦能汗也。"寒凉能清解郁热，使阴阳和利，故能汗出而愈。

韩祗和在重视辛凉解表的同时，也重视阴证伤寒。《伤寒微旨论》关于阴证伤寒的论述，引起了王好古的推崇，他在《阴证略例》之中，吸收了韩祗和的有关学说，著成了第一部专论阴证伤寒的著作。

庞安常、朱肱变辛温为辛凉

庞安时，字安常，北宋名医，约生活于公元 1042—1099 年，与苏轼、黄庭坚同时，《宋史》有《庞安时传》。传中称其为蕲州蕲水人，"儿时能读书，过目辄记。父世医也，授以脉诀，安时曰：'是不足为也'。独取黄帝扁鹊之脉书治之，未久已能通其说，时出新意，辩诘不可屈。父大惊，时年犹未冠"。庞安时以聪明的天资、世医的家传，再加以勤奋好学，"为人治病，率十愈八九"。其著作《难经解义》《本草补遗》《验方集》等，皆已失传，独有《伤寒总病论》一书传世。

《伤寒总病论》六卷，刊行于公元 1100 年。卷一叙述六经分证，计有叙论、太阳证、阳明证、少阳证、太阴证、少阴证、厥阴证、两感证、三阴三阳证；卷二论述汗吐下温灸等伤寒病的治疗方法，计有可发汗证、不可发汗证、四逆证、和表证、可下证（血证附）、不可下证、可水不可水证、可吐不可吐证、可灸不可灸证、可火不可火证、可温证、火邪证；卷三辨析伤寒疑似证，计有结胸证、心下痞证、阳毒证、阴毒证、狐惑证、百合证、痓湿暍证、发汗吐下后杂病证、伤寒劳复证、阴阳易证；卷四有暑病论、暑病表证、《素问》载五种暑病、时行寒疫论、时行寒疫治法、圣散子方、斑痘方论、温病发斑治法（附小儿证）；卷五有天行温病、辟瘟疫论、青筋牵证、赤脉攒证、黄肉随证、白气狸证、黑骨温证、温病哕方论、黄病、伤寒感异气成温病坏候及疟证、坏病别行方、小儿伤寒；卷六是伤寒杂方、妊娠杂方等内容。

庞安常论述诸温皆属于伤寒，提出邪伏少阴说。庞安常继承《伤寒例》学说，将其中多种外感热病的有关内容，收入其所著《伤寒总病论》中，并广集前贤有关外感热病的论述，如华佗所著"胃烂斑出"，《素问》的五脏热病，《千金方》的青筋牵、白气狸等，他对这些古代病证进行深入探讨，并予以新的阐发。庞氏认为，众多热病"其病本因冬中寒，随时有变病之形态尔，故大医通谓之伤寒焉。其暑病、湿温、风温，死生不同，形状各异，治别有法"。庞氏还提出邪伏少阴说，他认为："伏气之病，谓非时有暴寒而中人。伏毒气于少阴经，始虽不病，旬月乃发，便脉微弱，法先喉痛似伤，吹（次）则下利喉痛。"庞氏的邪伏少阴说，应来自对临证的观察，并说明伏气外发无太阳表证，起病即能见到少阴病的证候。其后朱肱发展此说，提出病不必起于太阳。

庞安常在搜集前贤关于温热病证治理论的过程中，受《千金方》的启发，在《伤寒总病论》中提出："四时自受乖气，而成府脏阴阳温毒者，则春有青筋牵，夏有赤脉攒，秋有白气狸，冬有黑骨温，四季有黄肉随，治亦别有法。"庞氏这种四时新感温毒说和结合季节、脏腑命名温热病的方法，发展了《伤寒例》的"伏寒温病"说，对后世温病学当有所启发。但庞氏所论为新感温毒，温毒和温病在古代均属于广义伤寒的一种病证。

庞安常《伤寒总病论》云："四种温病，败坏之候，自王叔和之后，鲜有明然详辨者，故医家一例作伤寒行汗下。""温病若作伤寒，行汗下必死。"因此，他在所著《伤寒总病论》中，详列各种温毒、热病、暑病及发斑疱疹的证候和方药，并博采前贤治外感热病的方剂，药多寒凉，其方治对后世颇有启发。

《伤寒总病论》论温病的"足胫冷"，辨治颇具特色，庞氏说："愚医昧于冷热之脉，见足胫冷多行四逆辈，如此医杀者不可胜计。湿温脉小紧有如伤寒，但证候有异，数进白虎则胫自温而瘥者。"这实际上是阐发了仲景"热在骨髓，寒在皮毛"及"热甚厥深"的思想。

庞安常提出随着时代的发展，会产生一些古代所未见的热病，而古代已有的热病，其致病之邪毒亦可变异、发展。他说："瘟疫之病，《周官》不载；斑疮豌豆，始自魏晋；脚气肇于晋末。故知年代近季，天灾愈多，用药愈费也。"庞氏认为天灾多的原因，与今人嗜欲无穷有关。并说："古今虽有治法而不详备，疑是当时毒热未甚，鲜有死者耶。近世此疾，岁岁未尚无也，甚者天枉十有五六。虽则毒气内坏不治，因医为咎又大半矣。"庞氏关于疾病种类可以变化、发展的观点，是难能可贵的。也就是说，仲景时代的伤寒病，或与宋以后有所不同，这个见解启发了后世学者的思路。

庞安常对后世最具启发意义的贡献，在于他吸收韩祗和辛凉解表经验，并进一步将仲景《伤寒论》的麻黄汤、桂枝汤、青龙汤中加上寒凉药，变辛温解表之方为辛凉解表之剂，避免了韩祗和"发汗解表全不取仲景方药"的做法，使古方得以新用，也使仲景的伤寒学术得以继承发展。庞安常在《伤寒总病论》"叙论"中说："桂枝汤，自西北二方居人，四时行之，无不应验。自江淮间地偏暖处，唯冬及春可行之。自春末及夏至以前，桂枝、麻黄、青龙内宜加黄芩也。自夏至以后，桂枝内故须随证增加知母、大青、石膏、升麻等辈取汗也。若时行寒疫，及病人素虚寒者，正用古方，不在加减矣。"

《伤寒总病论》"可发汗"条下云："伤寒三日后，与诸汤不差，脉势如数，阳气犹在经络，未入藏府，宜桂枝石膏汤。此方可夏至后代桂枝证用之；若加麻黄一两，可代麻黄、青龙汤用之。"桂枝石膏汤的组成，有石膏三两，栀子24枚，生姜、升麻、葛根各一两半，桂枝、黄芩、甘草各一两。

《伤寒总病论》"暑病表证"条下云："暑病代桂枝并葛根证"，方用：桂枝、芍药、知母、生姜各一两半，甘草一两，黄芩一两半，葛根二两。

"暑病代麻黄汤证"，方用：麻黄、桂枝、杏仁、甘草、知母、黄芩。

"暑病代青龙汤证"，方用：麻黄、桂枝、杏仁、甘草、知母、石膏、姜枣。

"暑病代葛根汤证"，方用：麻黄、桂枝、甘草、芍药、葛根、知母、黄芩、姜枣。

从上述引文可以看出，在仲景辛温解表方剂之中，加入辛凉解表药，是庞安常惯用的做法，也是他对辛温解表"难用"的一种表达方式。他的这一学术特点，被朱肱《类证活人书》所赞同和采纳。然而，庞安常《伤寒总病论》所载辛温之剂"圣散子"，曾经被很多人所服用，却造成了很严重的后果，不少人因此毙命。所以后世不少医家对此深有看法。但事情并非那么简单。

庞氏《伤寒总病论》所传"圣散子"方，出于苏轼之手。苏轼云："昔览《千金方》三建散，于病无所不治，而孙思邈特为著论，以谓此方用药节度不近人情，至于救急其特验异，乃知神物效灵不拘常治。至理所感，智不能知。今余所得圣散子，殆类此也欤？自古论病，唯伤寒至危急，表里虚实，日数证候，应汗应下之法，差之毫厘，辄至不救。而用圣散子者，一切不问阴阳二感，或额微汗，正尔无虑，药性小热，而阳毒发狂之类，入口即觉清凉，此殆不可以常理诘也。时疫流行，平日辄煮一釜，不问老少良贱，各饮一大盏，则其气不入其门。平居无病，能空腹一服，则饮食快美，百疾不生。真济世卫家之宝也！其方不知所从来，而故人巢君毂世宝之。以此治疾，百不失一二。余既得之，谪居黄州，邃发大疫，所全活至不可数。巢君初甚惜此方，指江水为盟，约不传人。余窃隘之，乃以传蕲水人庞君安常。庞以医闻于世，又善著书，故以授之。且使巢君之名，与此方同不朽也。其用药如右：肉豆蔻十个、木猪苓、石菖蒲、茯苓、高良姜、独活、柴胡、吴茱萸、炮附子、麻黄、厚朴、藁本、芍药、枳壳、白术、泽泻、藿香、苍术、防风、细辛、姜半夏各半两，甘草一两。"《伤寒总病论》对此方没有多加评论，而是将其归于"时行寒疫治法"中，后人不察，误用于一切时行热病，致蒙害者不可胜计。这也从反面说明，治外感热病，特别是里热外发型的时行疫病，当用清解凉药，误用温热则后果堪虞。

但是，我们必须指出仲景之前无辛凉解表法，古人皆以温热药解表。《素问·热论》认为："人之伤于寒也，则为病热，热虽甚不死。"在治疗上主张"其未满三日者，可汗而已；其满三日者，可泄而已"。《素问·生气通天论》认为"体若燔炭，汗出而散"，也指出了用发汗的方法治疗外感表证。而发汗除了可以用针刺和摩膏之外，主要是服用温热性质的药物来取汗。正如《素问·六元正纪大论》和《素问·至真要大论》所云"发表不远热，攻里不远寒"；"发不远热，无犯温凉"。唐代王冰注云："汗泄故用热不远热，下利故用寒不远寒"；"故发汗者，虽热生病夏月，及差亦用热药以发之。"由此可见，秦汉之前用热药发汗解表是一条基本原则。

庞安常关于温病证候的认识，不同于仲景"发热而渴不恶寒者为温病"的观点，他提出：冬时伤寒之后，"为寒所搏，肌腠反密，寒毒与荣卫相混，当是之时，勇者气行则已，怯者则着而成病矣。其即时成病者，头痛身疼，肌肤热而恶寒，名曰伤寒。其不即时成病，则寒毒藏于肌肤之间，至春夏阳气发生，则寒毒与阳气相搏于荣卫之间，其患与冬时即病候无异。因春气温而变，名曰温病也。因夏暑气而变，名曰热病也。因八节着风而变，名曰中风也。因暑湿而变，名曰湿病也。因气运风热相搏而变，名曰风湿也。其病本因冬中寒，随时有变病之形态尔。故大医通谓之伤寒焉。其暑温、湿温、风温，死生不同，形状各异，治别有法"。

庞安常认为温病的证候，"其患与冬时即病候无异"，也有恶寒表证，伤寒与温病的区别，仅仅是冬季与春季的差异；甚至，他认为暑病也有恶寒表证。这一观点，被其后的朱肱和郭雍所继承，为寒温关系的复杂化，埋下了伏笔。

朱肱是北宋名医，字翼中，乌程（今浙江吴兴）人。公元1088年中进士，1114年被聘为医学博士，因曾为奉议郎，故人称朱奉议。朱肱潜心研究仲景伤寒学术，于1108年，写成《伤寒百问》，阐发仲景《伤寒论》中的证治。又于公元1118年将《伤寒百问》重加校正，并增加附方，改名为《南阳活人书》，又名《类证活人书》，全书共为20卷，内容丰富，影响深远。

朱肱《类证活人书》提出，仲景伤寒学说的六经即经络说。其云："特以伊尹汤液，仲景经络，常人难晓。""治伤寒先须识经络，不识经络，触途冥行，不知邪气之所在，往往病在太阳，反攻少阴；证是厥阴，乃和少阳。邪气未除，真气受毙。"朱氏强调了六经病和经络的密切关系，有助于人们从整体上把握伤寒病的全过程，有利于探讨伤寒病与脏腑经络之间的关系。朱肱这种认识来源于仲景《伤寒论》中关于六经辨证与经络关系的论述，也就是关于六经实质的学说。

朱肱广搜外感热病治疗方法，以济临证应用。他说："大率仲景证多而药少，使皆如仲景，调理既正，变异不生，则麻黄、桂枝、青龙用之而有余。以后世望圣人难矣，仲景药方，缺少者甚多。至如阴毒伤寒、时行温疫、温毒发斑之类，全无方书。今采《外台》《千金》《圣惠》《金匮玉函》，补而完之，凡百有余道，以证合方，以方合病，虽非仲景笔削，然皆古方也。"

因此，朱肱《类证活人书》分伤寒为十二种，广列治法。朱肱充分吸取前人成果，在《伤寒例》广义伤寒学说的基础上，对十二种外感热病各设问答，在《类证活人书》第六卷中专题论述。朱肱云："此一卷论伤寒、伤风、热病、中暑、温病、温疟、风温、瘟疫、中湿、湿温、痉病、温毒之名。天下之事名定而实辨，言顺则事成，又况伤寒之名种种不同，若识其名，纵有差失，功有浅深，效有迟速。"朱氏第一次对众多的广义伤寒热病，详述其病证，广列治法方药，其于伤寒证治的贡献，实在功不可没。

刘完素、张子和开创辛凉解表法

刘完素，金代著名医学家，生活于公元1120—1200年间，字守真，河北省河间人，人称刘河间。他是河间学派的开山，也是金元医学争鸣的第一人。

刘完素《伤寒直格》云："经言：寒伤形、寒伤皮毛、寒伤血、寒伤荣。然寒主闭藏而腠理闭密，阳气怫郁不能通畅，怫然内作，故身燥热而无汗。故经曰：人之伤于寒也，则为病热。又曰：夫热病皆伤寒之类也。《内经》既直言热病者，言一身为病之热气也；以至仲景直言伤寒者，言外伤之寒邪也。以分风、寒、暑、湿之所伤，主疗不同，故直言伤寒，而不通言热病也。其寒邪为害至大，故一切内外所伤，具为受寒之病热者，通谓之伤寒也。一名大病者，皆以为害之大也。"刘氏所论伤寒，包括一切外感热病，故其立法处方与著书命名，也均以"伤寒"统称，而不细分诸温热之异名。

《伤寒直格》又云："又春曰温病，夏曰热病，秋曰湿病，冬曰伤寒。伤寒者是随四时天气春温、夏热、秋湿、冬寒为名。以明四时病之微甚，及主疗消息稍有不等，大而言之则一也，非为外伤及内病有此异耳。"正因为诸外感热病证候上的大同小异，方可用大致相同的方法通治。

由于刘完素认为感受四时诸邪所生成的热病皆统属于伤寒，其治疗方法大同小异，故在其著作中皆以伤寒称之，并不细分诸温病名称的不同。他还在《伤寒直格·伤寒标本心法》中提出："或有内外诸邪所伤，或因他病变成，或因他人传染，皆能成之。但以分门随证治之耳。经言此六经传受，乃外伤于寒而为热病之大略，主疗之要法也。"刘氏所云伤寒"因内外诸邪所伤，或因他病变成"的说法，皆前所未闻，似乎已经包括了虚人外感的思想。而以六经辨治百病，则为今人所共知。

刘完素主张伤寒即是热病，治法多施辛凉。刘完素《伤寒直格》认为："寒主闭藏，而腠理闭密，阳气怫郁不能通畅，怫然内作，故身热燥而无汗。""非谓伏其寒气而变为热也。"这与韩祗和"郁阳为患"说是一致的。但刘氏进一步指出:"六经传变,自浅至深,皆是热证,非有阴寒之病。"自成一家之说。他认为仲景伤寒与《内经》热病,是一病二名。遵《内经》,伤寒即热病;从仲景,热病即伤寒。刘氏云:"其伤寒热病本未身凉不渴,小便不黄,脉不数者,未之有也。"认为仲景四逆汤为救误治伤阳而设,所以三阴证中有用诸承气汤下热之说。刘氏阐发三阴病也是热证,实前所未闻。

刘氏在治疗伤寒病时,虽未废仲景麻桂之方,但已明示辛凉清解更切于临床应用。此外,他还吸取了庞安常、朱肱在麻桂方中加寒凉药物,变辛温为辛凉的治法,他在"伤寒表证当用麻黄汤发汗"条下,进一步指出:"不若通用天水散,或双解散之类甚佳,无使药不中病益加害也。白虎合凉膈散乃调理伤寒之上药,伤风甚妙。"刘氏又云:"凡伤寒疫疠之病,何以别之? 盖脉不浮者传染也。设若以热药解表,不惟不解,其病反甚而危殆矣。"他自制清解之方,忌辛温发汗,倡辛凉清解,旗帜鲜明,对后世有较深的影响。

对两感伤寒和伤寒热极将死,阴气衰残的病证,刘氏提出:"宜以凉膈散或黄连解毒汤养阴退阳,蓄热渐以宣散,则心胸复暖,脉渐以生。"《伤寒论》中以护阴慎汗,急下存阴为保存阴液的法则,尚未明言养阴,刘氏"养阴退阳"法的提出,对后世温病学应用养阴清热诸法,当有所启发。

赵嗣真《活人释疑》认为:伤寒病伏邪化热,"即变之后,不得复言其为寒也"。用药治疗,也因为"寒温热三者之殊,则用药冷热之品味判然矣"。赵氏此论,与刘完素主寒凉,有异曲同工之妙。

张子和《儒门事亲》云:"解利伤寒、温湿热病,治法有二:

天下少事之时，人多静逸，乐而不劳，诸静属阴，虽用温剂解表发汗，亦可获愈。及天下多故之时，荧惑失常，师旅数兴，饥饥相继，赋役既多，火化大扰属阳，内火即动，外火又侵，医者不达时变，犹用辛温，兹不近人情也。止可用刘河间辛凉之剂，三日以里之证，十全八九。予用此药四十余年，解利伤寒、温热、中暑伏热，莫知其数，非为炫也，将以证后人之误用药者也。"张氏这段论述认为"乱世"当用辛凉，强调自己所处的时代，当远辛温而用辛凉。他还第一次明确指出，寒凉清解之药亦可致汗解表。他认为寒凉能清解郁热，使阴阳和利，故能汗出而愈。

可以说，外感热病经过宋代的蓬勃发展，到金代刘完素、张子和之时，不仅有了辛凉解表方药，而且已经形成了辛凉解表法。这对明清温病学辛凉透解治法的提出，具有启发意义。

王安道挤压张仲景伤寒空间

王安道，名履，号畸叟，又号抱独山人，昆山（今江苏昆山）人，约生于公元 1332 年，明洪武四年（公元 1371 年）任秦府良医正，为元末明初著名的医学家。

《医经溯洄集》是王安道的医学论文集，集中反映出其医学思想，尤其是他关于伤寒与温病关系的一系列论述，深受清代温病学家的好评，吴鞠通《温病条辨》认为，"晋唐以来诸名家"，对于"温病一证，诸贤悉未能透过此关，多所弥缝补救，皆未得其本真，心虽疑虑，未敢直断明确，其故皆由不能脱却《伤寒论》蓝本，其心以为推戴仲景，不知反晦仲景之法。至王安道始能脱却伤寒，辨证温病。惜其论之未详，立法未备"。温病之证，宋元之前皆统于伤寒之中，属于广义伤寒的一种特殊病证，历代医家都未能将温病独立出来，形成与伤寒不相上下的另一证治体系。只有王安道将仲景学说进行了重新评价，认定仲景《伤寒论》的"立法"本意，就是专为冬季狭义伤寒"立法"，其他三季的外感热病都不是《伤寒论》"管辖的范围"，必须另起炉灶，重新打造一个温病证治体系。

王安道《医经溯洄集》的"仲景立法考"云："读仲景之书，当求其所以立法之意，苟得其所以立法之意，则知其书足以为万世法，而后人莫能加，莫能外矣。苟不得其所以立法之意，则疑信相杂，未免通此而碍彼也。呜呼！自仲景以来，发明其书者，不可以数计，然其所以立法之意，竟未闻有表彰而示人者，岂求之而不得之欤？将相循习而不求欤？抑有之而余未之见欤？"

王安道推求仲景立法本意，本无可厚非，甚至应该加以赞扬，但他推求的结果却将《伤寒论》引向了一个十分尴尬的境地："夫伤于寒，有即病者焉，有不即病者焉。即病者，发于所感之时（冬季）；不即病者，过时而发于春、夏。即病谓之伤寒，不既病谓之温与暑。""呜呼！法也，方也，仲景专为即病之伤寒设，不兼为不即病之温暑设也。"王安道的这一"论断"，使学仲景伤寒者，只在冬季有可用之法，其他三季的温热病都不必用《伤寒论》方。即使是应用了《伤寒论》的方药取得了较好的效果，王安道也认为这只是出于偶然，是不可取的。故此他说："今人虽以治伤寒法治温、暑，亦不过借用耳，非仲景立法之本意也。""凡用药治病，既效之后，须要明其当然与偶然，能明其当然与偶然，则精微之地，安有不至者呼？惟其视偶然为当然，所以循非踵弊，莫之能悟，而病者不幸矣。"

对于韩祗和、庞安常、朱肱、刘河间等医学家，在仲景麻黄汤、桂枝汤中加入寒凉药，治疗春夏季节的温热病的做法，王安道也大为不满，他说："韩衹和虽觉桂枝汤之难用，但谓今昔之世不同，然未悟仲景书，本为即病之伤寒设也。且其著《微旨》一书，又纯以温、暑作伤寒立论，而即病之伤寒，反不言及，此已是舍本徇末，全不窥仲景藩篱。""至于刘守真出，亦以温暑作伤寒立论，而遗即病之伤寒，其所处辛凉解散之剂，固为昧者有中风伤寒错治之失而立，盖亦不无桂枝、麻黄难用之惑也。既惑于此，则无由悟夫仲景立桂枝、麻黄汤之有所主（表证），用桂枝、麻黄汤之有其时（在冬季）矣。故其《原病式》有曰：'夏热用麻黄、桂枝之类热药发表，须加寒药，不然，则热甚发黄，或斑出矣。'此说出于庞安常，而朱奉议亦从而和之。殊不知仲景立麻黄汤、桂枝汤，本不欲用于夏热之时也。苟悟夫桂枝、麻黄汤本非治温、暑之剂，则群疑冰泮矣。""夫欲加寒药于麻黄、桂枝汤之中，此乃不悟其所以然，故如此耳。若仲景为温、暑立方，必不如此，必别有法，但惜其遗佚不传，致使后人有多歧之患。"

仲景伤寒的立法本意，果真像王安道所说只为冬季的狭义伤寒立法吗？事实并非如此。

《素问》"今夫热病者，皆伤寒之类也"与《难经》"伤寒有五"，早已为广义伤寒学说奠立了基础。在本书第一章中，编者已经指出，《伤寒例》中虽杂有后人字句，但原作出于仲景。仲景在《伤寒例》中，继承了《素问·热论》和《难经》的广义伤寒学说，阐明多种外感热病"皆伤寒之类也"，故在《伤寒论》六经病篇不再揭诸伤寒温病热病之名，而是据其不同证候表现，按六经辨证而施治法。因为有《伤寒例》关于十多种温热病皆属伤寒之论，则不难断定仲景之书是为广义伤寒设法，而不是为狭义伤寒立论。仲景《伤寒论》自序云："余宗族素多，向余二百，建安纪年以来，犹未十稔，其死亡者，三分有二，伤寒十居其七。"这么高的发病率和致死率，理应是广义伤寒，而不是仅发于冬季的狭义伤寒或感冒。

王安道《医经溯洄集》"呜呼！法也，方也，仲景专为即病之伤寒设，不兼为不即病之温暑设也"，并不是讨论仲景方是否可以治疗温热病的问题，而是坚决反对用仲景方治疗温热病。他用自己所谓的"仲景立法本意"，对前世伤寒学家一概否定，对当时人们灵活运用仲景伤寒方，辨治外感热病的经验也一概抹杀。他说："决不可以伤寒六经病诸方通治也"，"春夏虽有恶风、恶寒表证，其桂枝、麻黄二汤，终难轻用，毋泥于'发表不远热'之语也"。王安道能够大胆地否定《素问》"发表不远热"的理论，确有卓识，但他禁止春季夏季使用仲景麻黄汤、桂枝汤的做法，却将《伤寒论》辨证论治的精神实质，全盘否定，欲使仲景伤寒方只能用于冬季之内，从而使其使用价值大打折扣。然而，仲景《伤寒论》不仅敢于冲破《素问·热论》"日传一经"的古训，而且开创出"观其脉证，知犯何逆，随证治之"的辨证论治说法，王安道于此全未领会。仲景以"有是证则用是药"的辨证论治精神，用六经辨证普治一切外感病，他不受"日传一经"的束缚，当然《伤寒论》方也不会被王安道"季节病名"所困，变成"委废太半"的古董，而被束之高阁。王安道云："吁！使仲景之法，果遗祸于后人，《伤寒论》不作可也；使仲景之法，不遗祸于后人，《伤寒论》其可一日缺乎？"依王氏之推想，仲景伤寒方只可用于冬季即病之伤寒，春夏秋皆不可用，怎么还会有"《伤寒论》其可一日缺"之疑问呢？

由于王安道拘泥于季节对疾病的影响，认为环境对人的疾病有决定性作用，所以他不仅反对春夏季节使用麻黄汤、桂枝汤等辛温解表方药，而且反对在冬季使用辛凉解表方药，他说："彼冬时伤寒，用辛凉发表，而或效者，亦偶然也。"这充分说明他太过于拘泥季节对疾病的影响，而对辨证论治认识不足。

王安道的错误认识，有其深刻的历史根源，在孙思邈大力反对太医辈以诸冷物疗伤寒，"极与仲景本意相反"之后，宋元医家普遍使用辛凉或寒凉药物治疗外感热病，韩祗和发汗解表全不用仲景方药；庞安常、朱肱于春夏季节在麻黄汤、桂枝汤中加寒凉药，变辛温为辛凉；刘河间、张子和力主寒凉治伤寒。这些都使王安道觉得："自近代先觉，不示伤寒、温、暑异治之端绪，但一以寒凉为主，而诸温热之剂，悉在所略，致使后之学者，视仲景书欲仗焉，而不敢以终决；欲弃焉，则犹以为立法之祖而莫能外；甚则待为文具，又甚则束之高阁，而谓其法宜于昔而不宜于今；由治乱动静之殊，治静属水，乱动属火，故其温热之药，不可用于今属火之时也。噫！斯言也，其果然耶否耶？但能明乎仲景本为即病者设法，则桂枝、麻黄自有所用，诸温热之剂，皆不可略矣。"

王安道在对仲景伤寒学术的全面理解上是很不够的，尤其错误的是他将麻黄汤、桂枝汤与仲景伤寒方等同看待，让人觉得仿佛仲景伤寒方只有麻桂二方。他说："仲景曰：'太阳病，发热而渴，不恶寒者，为温病。'观此，则知温病不当恶寒，而当渴；其恶寒而不渴者，非温病矣。仲景虽不言暑病，然暑病与温病同，但复过一时，而加重于温病耳，其不恶寒而渴，则无异也。"这样的认识十分正确，但是没有恶寒的温病、暑病，怎么会有表证呢？没有表证怎么能使用麻黄汤、桂枝汤呢？既然麻黄汤、桂枝汤与温病暑病没有关系，仲景《伤寒论》也不是仅有麻黄汤、桂枝汤二方，王安道怎么会得出"呜呼！法也，方也，仲景专为即病之伤寒设，不兼为不即病之温暑设"的结论呢？

王安道"伤寒温病热病说"云:"伤寒即发于天令寒冷之时,而寒邪在表,闭其腠理,故非辛甘温之剂,不足以散之,此仲景桂枝、麻黄等汤之所以必用也;温病、热病后发于天令暄热之时,怫热自内而达于外,郁其腠理,无寒在表,故非辛凉或苦寒或酸苦之剂,不足以解之,此仲景桂枝、麻黄等汤,独治外者之所以不可用,而后人所处水解散、大黄汤、千金汤、防风通圣散之类,兼治内外者之所以可用也。"仲景何时说过"非辛甘温之剂不足以散之"?"仲景桂枝麻黄等汤"是仲景伤寒方的全部吗?仲景只有"独治外者"而没有"兼治内外"的方剂吗?"怫热自内达外"之时,用栀子豉汤、竹叶石膏汤、葛根芩连汤、小柴胡汤、大柴胡汤、白虎汤、大小承气汤等加减治疗,能完全无效乎?恐王氏不敢下此断言。但王氏仍狡辩说:"虽然(尽管这样),伤寒与温病、热病,其攻里之法,若果是以寒除热,故不必求异;其发表之法,断不可不异也。"

明代医家陶华《伤寒琐言·辨张仲景〈伤寒论〉》云:"尝读刘守真书云:'伤寒无阴证,人伤于寒则为热病。热病乃汗病也,造化汗病者皆阳气也。遍考《内经》《灵枢》诸篇,寒证、阴证乃杂病也,叔和误入之耳。'守真高明之士,亦私淑仲景者,而议论之异者何也?曰:虽守真之明达,盖亦因《伤寒论》以桂枝、麻黄通治温暑之误,而有是说。故(守真)叮咛云:'天温、温热之时,用桂枝汤,必加凉药于其中,免致黄生斑出之患。'若知此汤,自与冬时即病之伤寒设,不与过时之温暑设,则无此论矣。"陶华此论虽出于对刘完素学说的不同看法,但"此(麻桂汤)汤,自与冬时即病之伤寒设,不与过时之温暑设"的论断,恰巧切中王安道"法也,方也,仲景专为即病之伤寒设,不兼为不即病之温暑设法"谬说的要害。故云麻黄、桂枝汤不可以治温暑是可以的，而云仲景方不为不即病之温暑设却是讲不通的。

仲景之前没有辛凉解表法，以桂枝麻黄等性温之剂解表，难用而可以用，故法度森严，稍有误治即成变证，此正是仲景《伤寒论》的高明之处，恰如仲景所言"自非才高识妙，岂能探其理致哉！"王安道"伤寒与温病、热病，其攻里之法，若果是以寒除热，故不必求异"之说法，其所立"法也，方也，仲景专为即病之伤寒设，不兼为不即病之温暑设"的论断，也就不攻自破了。但是，人们一般不会注意王安道的自相矛盾，而是只记住了他所说的"法也，方也，仲景专为即病之伤寒设，不兼为不即病之温暑设"。甚至明代和清代温病学兴起和成熟之后，温病概念发生了巨大的变化，完全不取仲景"不恶寒而渴"的定义，而是认为温病初期都有恶寒表证；温病已不仅仅局限于春季，而是可以泛发于四时，也就是"温病"一词所包括的病症，已经完全与广义伤寒没有区别，王安道的"法也，方也，仲景专为即病之伤寒设，不兼为不即病之温暑设法"的论断，仍然严重地影响着人们的认识，使仲景伤寒方的作用受到很大限制。

王安道云："余每见世人治温热病，虽误攻其里，亦无大害，误发其表，变不可言，此足以明其热之自内达外矣。"王氏不遗余力地反对用温热药治疗外感热病，大力提倡寒凉疗法，与刘河间、张子和寒凉攻下有异曲同工之妙。从韩祗和发汗解表全不用仲景方，到庞安常、朱肱在仲景麻黄桂枝汤中加寒凉药物，再到刘河间主张伤寒六经传受从始至终都是热证，都反映出辛温解表难用的思想。王安道"法也，方也，仲景专为即病之伤寒设，不兼为不即病之温暑设法"的提出，迫使仲景伤寒方在春夏季节无人敢用，虽矫枉过正，但也向人们透露出这样一个信息：辛温解表难用，辛凉解表易施。以辛凉清解为代表的温病学派，在这时已经呼之欲出了。

王安道对仲景三阴病的认识，也有不足。他说："夫仲景之书，三阴经寒证，居热证十之七八。彼不即病之温、暑，但一于热耳，何由而为寒哉？"不错，仲景三阴证之中，除了寒热错杂、急下存阴的病证之外，多为虚寒证。这些虚寒证，有许多是属于四肢逆冷、脉微欲绝、吐利不止、真寒假热、阴阳格拒的"三阴死证"。这些"三阴死证"，既可以由三阳的实热证，失治误治而深入三阴，也可以因为其人素体阳虚，而由外寒直中三阴，成为三阴死证。结合现代医学知识可以认为，三阴病除了一小部分病症与其脏腑经络病变有关之外，大部分死证都是外感热病后期休克期、休克前期的危重病症。现代医学实验也充分证明，四逆汤、当归四逆汤、独参汤等，都有较好的改善微循环、抗休克作用。王安道所说"不即病之温、暑，但一于热"，不会出现寒证，是不对的。温病、暑病的危重阶段都会出现阴阳离绝的三阴死证。且不说夏秋季节的急性胃肠炎、中毒性菌痢、霍乱等会出现吐利不止的三阴证，春夏季节的脑膜炎、脑炎、肺炎、白喉、猩红热、肺鼠疫、流行性出血热等能致人死亡的急性传染性疾病后期，都可能因为高热、脱水、水电解质及酸碱平衡紊乱、菌血症、毒血症、败血症等，而出现面色苍白、口唇青紫、脉微欲绝等休克前期症状，进一步发展，就会阴阳离绝，休克而死。仲景所说的"其死亡者，三分有二，伤寒十居其七"，或许与此正同。

仲景《伤寒论》的三阴死证，反映了外感热病后期极其危重的证候，应该引起人们的重视，它有利于中医急救和抗休克疗法的不断提高，是前人留给我们极为宝贵的遗产，绝不能因为其证候涉及阴证，就将其从外感热病之中除去。恰恰相反，外感热病之中或者外感热病的后期阶段，如果出现了三阴死证，我们绝不能拂袖而去，或者为逃避责任而让病家"另请高明"。敢于正视外感热病过程之中出现的三阴死证，正是仲景敢于面对临床实际求实精神的体现；能够认识热病过程之中，可能由阳证转阴证，并能总结出有效的治疗方法，这正是仲景弥补《素问》热病不足之处的突出贡献。

明清温病学重视外感热病过程之中的营血证候，比如神昏谵语、斑疹透露、出血失血，或者热邪深入下焦而出现的引动肝风、夜热早凉等。应当说这些证候，虽然很重，但还没有达到阴损及阳，阴阳离绝，气息衰微的最后阶段。仲景伤寒学术中的三阴死证，远比温病之中的营血证要危重得多。某些以斑疹为主要特征的热病，如风疹、麻疹，其病情往往不重，将斑疹作为营血证的指证，值得重新思考。

王安道对后世影响较大的另一学术主张，就是较早地提出了仲景《伤寒论》错简学说。王安道"伤寒三百九十七法辨"云："夫《伤寒论》仲景之所作也，至叔和时已多散落，虽叔和搜采成书，终不能复其旧，然则今之所传者，非全书也，明矣。"王安道此论并不是讨论仲景《伤寒论》的版本和校勘问题，而主要是为其"法也，方也，仲景专为即病之伤寒设，不兼为不即病之温暑设法"学说张目。虽然在王氏之前，庞安常、朱肱也曾补充温病治法，郭雍甚至将他的著作命名为《仲景伤寒补亡论》，但他们都未曾提出仲景伤寒学说只为即病伤寒设的说法。

陶华倡导辛凉解表治法

陶华，字尚文，号节庵，浙江余杭人，生于公元 1367 年（见

《明理续论》自序），长寿百余岁。治病有奇效，为一时名医，年七十余始著医学著作，号称《伤寒六书》。计有：《伤寒明理续论》《伤寒琐言》《伤寒家秘的本》《伤寒一提金》《伤寒刹车槌》《伤寒截江网》。除《伤寒明理续论》是对成无己《伤寒明理论》的补充和阐发之外，其余五种都是陶华研究仲景伤寒学说的心得之作，虽内容上互相有所重复，但皆能发前人之未发，流行颇广，影响深远。

陶华对仲景伤寒学说有独到的研究，对温病学说的形成，有很大的贡献。

《伤寒琐言》云："客有过余而问之曰：'甚矣，伤寒之深奥，桂枝麻黄二汤之难用也。服之而愈者才一二，不愈而变重者十常八九。仲景，立法之大贤也，何其方之难凭有如此哉？今人畏而不用，以参苏饮、和解散等平和之剂而代之，然亦未见其妙也。子盍与我言之！'答曰：'吁！难言也，请以经语证之。经曰：冬气严寒，万类潜藏，君子固密，则不伤于寒。触冒之者，乃名伤寒耳。其伤于四时皆能为病，以伤寒为毒者，以其最成杀厉之气也。中而即病，名曰伤寒。不即病者，其寒毒藏于肌肤，至春变为温病，至夏变为暑病。暑病者，热极重于温也。以此言之，伤寒乃冬时感寒即病之名，桂枝麻黄二汤为当时之伤寒设，与过时之温暑者有何预焉？'夫受病之源则同，所发之时既异，治之则不可混也。请略陈之。"

陶华这段论述充分说明，明朝初年人们对仲景的麻黄汤、桂枝汤十分畏惧，纷纷以其他性平的方药代替，如使用参苏饮、和解散，但效果并不理想，预示了辛凉解表法的问世已迫在眉睫；受王安道的影响，人们由怀疑麻黄汤、桂枝汤，发展到怀疑仲景《伤寒论》的立法本意；陶华完全依照仲景《伤寒例》的论述，区分温病、暑病；陶华能够从王安道的误区之中汲取教训，把治疗表证的麻黄汤、桂枝汤与无表证的温暑病，彻底划清界限，既不使用温热药治疗温暑，也不轻易否定仲景《伤寒论》。这就是他的高明之处。

《伤寒琐言》云："夫温病欲出，值天时和煦，自内达表，脉反见于右关，不浮紧而微数。曰：恶寒否乎？曰：伤寒自冬月风寒而成，外则有恶寒恶风之证。既名为温，则无此证矣。盍观之《经》曰：'太阳病，发热不恶寒而渴者，温病也。'不恶寒，则病非因外来，渴则明其自内达表。"陶华尊重仲景对温病的定义，明确指出温病是里热外发。但这一"温病不恶寒"的认识，到清代温病学成熟之后却被否定，叶天士以卫气营血辨温病，其卫分证就是表证。吴鞠通《温病条辨》更加明确地说："仲景所云不恶风寒者，非全不不恶寒也，其先亦恶风寒，迨既热之后，乃不恶风寒耳。"这种温病有表证的观点，使伤寒与温病在证候上难以区别，寒温关系变得十分复杂。

陶华对春季有表证的外感热病，在认识上与朱肱、郭雍不同，他认为这是伤寒而不是温病。但是在对春季伤寒的治疗方法上，他既不使用麻黄汤、桂枝汤进行治疗，也不同意在麻桂方中加寒凉药，而是明确提出使用辛凉解表药。他说："春夏之病，亦有头痛恶寒脉浮紧者，何也？曰：此非冬时所受之寒，乃冒非时暴寒之气耳。或温暑将发，又受暴寒，虽有脉浮之证，未若冬时之甚也。宜辛凉之药通其内热而解之，断不可用桂枝麻黄之剂矣。"经过宋金元长达几百年的寒温论争，辛凉解表法在明代初期已经占到了主导地位，辛温解表的应用越来越受限制。

陶华《伤寒家秘的本》云："仲景有云：发热不恶寒而渴者，其理可见温病也。暑病亦然，比之温病尤加热也。不恶寒则病非外来，渴则明其热自内达表，无表证明矣。治温暑大抵不宜发汗，过时而发不在表也。"陶华在他所著的《伤寒六书》之中，反复强调不可用辛温解表法治疗外感温热病，此说成为他坚定的主张。他还说："尝读刘守真书云：'伤寒无阴证，人伤于寒则为热病。热病乃汗病也，造化汗病者皆阳气也。遍考《内经》《灵枢》诸篇，寒证、阴证乃杂病也，叔和误入之耳。'守真高明之士，亦私淑仲景者，而议论之异者何也？曰：虽守真之明达，盖亦因《伤寒论》以桂枝、麻黄通治温暑之误，而有是说。故（守真）叮咛云：'天温、温热之时，用桂枝汤，必加凉药于其中，免致黄生斑出之患。'若知此汤，自与冬时即病之伤寒设，不与过时之温暑设，则无此论矣。"陶华关于仲景麻黄汤、桂枝汤只为即病伤寒设，不为过时之温暑设的观点，非常有见地，彻底否定了王安道的错误主张。

《伤寒琐言·治伤寒用药大略》云："盖冬时为正伤寒，风寒猛冽，触冒之者，必宜辛温散之。其非冬时亦有恶寒头痛之证，皆宜辛凉之剂通表里，和之则愈矣。若以冬时所用之药通治之，则杀人多矣。曰：辛凉何谓也？羌活冲和汤是也，兼能代大青龙汤，为至稳。呜呼！此方可代（麻桂青龙）三方，（使）危险之药（变）如坦夷，其神乎哉！世皆所未知也。"

在吸收敖氏《伤寒金镜录》经验的基础上，陶华对伤寒病辨舌验齿的诊断方法，提出了自己的新见解，他说："大抵伤寒先须识证，察得阴阳、表里、虚实亲切，复用汗吐下温和解之法，庶无误矣。先看两目，或赤或黄，赤为阳毒，黄为胆之湿热。次看口舌，有无苔状，有白苔者，丹田有热，胃中有寒，邪初入里；如滑，邪未全入，犹带（滞）表里，宜解之；已后见黄苔，为热入里，宜下解之；黑苔生芒刺，为热极深，难治，不死则危。"这些见解对于后世的温病学家，也当有所启示。

陶华对于仲景伤寒治疗中的"急下急温"治法，也有很好的阐述，他说："急下急温者，盖病势危笃，将有变也。非若常病可缓，如少阴口舌干而渴，因邪热内消，肾水将绝，固当急下以救肾家将绝之水。少阴自利纯清水，心硬痛，口燥渴者，急下之。少阴病，腹胀硬痛，或绕脐痛，不大便，土胜水也，急下之。阳明汗多热盛，恐胃汁销，急下以存津液。阳明病，腹满痛，为土实，急下之。热病目不明，热不止者多死。目睛不明，肾水已竭，不能照物，则已危矣，急宜下之。五者俱大承气汤。"陶华较早地提出了"急下存阴"以救肾水、胃津的主张，确有创见。后世温病学家提出"留得一分阴液，便有一分生机"的观点，与陶华的主张有着继承关系。

张凤逵《伤暑全书》关注温热病

外感热病学说发展到明末清初的时候，温病学说日渐成熟，温病学著作大量涌现。据北京图书馆和中医研究院在 1961 年编著的《中医图书联合目录》记载，从明末的第一部温热病学专著《伤暑全书》公元 1623 年问世，到 1949 年，温热病学的专著就达 276 种之多，而从汉代到 1949 年的伤寒学专著一共才只有 419 种。足见温病学在该时期的蓬勃发展，后来居上之势。考察其间的发展脉络，可以看出他们都把仲景《伤寒论》当作专门治疗冬季狭义伤寒的著作，在否定辛温解表法的同时，也限定了仲景《伤寒论》对外感热病的指导作用。所以，张凤逵《伤暑全书》全力探讨发于夏秋季节的"暑病"；吴又可作《温疫论》，满眼都是瘟疫，"求其真伤寒，百无一二"；周杨俊《温热暑疫全书》在吸纳了张凤逵、吴又可的学术主张之后，又将古人所说的温病、热病学说与之合撰在一起，形成了一本包罗宏富的"全书"。凡此，都为"温病四大家"的学说奠立了基础。温病学迅速发展，在治疗方法上空前丰富，但在发病季节、证候表现、涵盖病种等几方面，都与广义伤寒难以区分，体现出温病概念古今不同、现代温病概念向广义变化、广义温病向古代广义伤寒的回归。

在明朝初叶，王安道"呜呼，法也，方也，仲景专为即病之伤寒设，不兼为不即病之温暑设"的论点虽然偏激，但它的作用却不能低估。这一学说流行之后，在人们的心目中逐渐形成了一个印象：《伤寒论》的辛温解表法不是不好用，而是没有用到冬季，或者是没有用到北方的冬季；《伤寒论》方，不能治疗春夏秋季的温热病，仲景的著作专论冬季的伤寒；或者说是仲景治疗温热病的方药在流传过程之中散佚了，或者说是被王叔和删掉了。总之，要治疗温热病，必须另找门路，再辟蹊径。

张凤逵，名鹤腾，字凤逵，颖州（今安徽阜阳）人，进士出身，经过十余年的反复探求，于公元1623年，著成《伤暑全书》，成为温热病学的第一部专著。

张凤逵云："暑气之毒甚于寒，乃古人专以寒为杀厉之气，而不及暑何也？"他认为，暑期发生的热病，其病情要比寒冬季节的热病病情深重得多，但古人对此没有给予足够的重视，也没有专门的著作，他因此敢于突破旧说，创立新论。他说："谓古之寒病多而暑病少，今之寒暑并重，而暑为尤剧则可。愚故特列论曰：伤寒者感于冬之严寒，温病者感于春之轻寒，若暑病则专感于夏之炎热，若冰炭霄泉之不相及，一水一火，各操其令。治法一热剂，一凉剂，各中其窍，而概以为寒因，不几于执一遗二哉！予俯仰踌躇，万不得已，敢于翻千古之案，以开百世之觉，破迷而拔苦，遂自甘于僭窃云耳。"

张凤逵的确有不少"开百世之觉"的新见解，为清代的温病学说奠立了基础，也直接影响了其后不久的吴又可，比如他说暑病多于寒病，吴又可则发挥成"求其真伤寒百无一二"。他认为伤寒与暑病的区别，不仅仅是发病季节的不同，而是"一水一火"的差异，这就使温热病不能再与狭义伤寒中风共用一个广义伤寒的帽子了，而是必须另起炉灶，建立另一个与伤寒学说相平行的学术体系。

张凤逵认为伤寒与暑病，在病因证治方面有很大的不同，他说："伤寒伤暑二证，流毒天地，沿袭古今，人率习而不察，据其外证头痛身痛、发热恶寒等证相同，皆混于象，而不审内景，不观乎时，因一名之曰寒，而不知其歧多端，甚不可一率论者。伤寒之伤人也，一二日在肤宜汗，三四日在胸宜吐，五六日在脏宜下，确有定期可据者。若暑则变幻无常，入发难测，不可寻想，彼暴中之激烈，扁鹊不及俪指而投咀，久伏之深毒，长桑不能隔肤而见脏，最为难察而难救。"

张凤逵认为，暑期热病发病之后，可以"不拘表里，不以渐次，不论脏腑"侵害人体，造成种种危重病症。他说："冒暑蒸毒，从口鼻入者，直中心包络经，先烦闷，后身热，行坐近日，熏烁皮肤肢体者，即时潮热烦渴；入肝则眩晕顽麻；入脾则昏睡不觉；入肺则喘咳痿躄；入肾则消渴；非专主心而别脏无传入也。"可见张凤逵所说的"暑病"，与后世说的"中暑"不同，它既包括后世的中暑，也包括了暑期发生的各种热病。所以，张凤逵说："中暑归心，神昏卒倒，暑伤肉分，周身烦躁，或如针刺，或有赤肿，盖天气浮于地表，故人气亦浮于肌表也。冒暑入肠胃，腹痛恶心，呕泻。伏暑即冒暑，久而藏伏三焦肠胃之间。热伤气不伤形，旬日莫觉，变出寒热不定，霍乱吐泻，膨胀中满，疟痢烦渴，腹痛下血等。"

暑病包罗这么多的外感热病，所以张凤逵说："暑气之毒甚于寒"，"试观寒病至七八日方危，暑病则有危在二三日间者，甚至朝发暮殆，暮发朝殆，尤有顷刻忽作，拯救不及者。如暑风、干霍乱之类。然则暑之杀厉之气，视寒尤甚，彰明较著矣。""暑证多歧，中热中暍，中内中外，甚者为厥、为风、为癫痫。即发则泄泻、霍乱、干霍乱；积久后发则疟、痢、疮疡，种种病名，约有十余科，皆暑为厉，则暑杀厉之气，视寒不几倍哉！"

张凤逵认为，立夏以后，如出现发热恶寒，头痛身痛，吐泻气喘等，尽管"病候与伤寒相似"，也不可用辛温解表之法进行治疗，而只能"按时而施治，据证而急疗，无不应手者"。对于暑病初期的治疗方法，张凤逵认为，应当"治法轻者以五苓散，以利小便，导火下泻而暑自解。或香薷饮，辛散以驱暑毒。木瓜制暑之要药也。或藿香正气散、十味香薷饮之类；重者人参败毒散、桂苓甘露饮、竹叶石膏汤、白虎汤之类；弱者用生脉散、清暑益气汤、补中益气汤等。若不分内外，不论轻重强弱，一概以和解，百发百中，随试随应，则无如六合汤最良矣。"

张凤逵的《伤暑全书》，对其后 20 年成书的《温疫论》，或许产生过一定的影响，比如他所说的暑病多于伤寒、"暑气之毒甚于寒"、"冒暑蒸毒，从口鼻入"、"一概以和解"进行治疗等思想，都与吴又可的学说有关，体现出先后继承的关系。当然，吴又可的《温疫论》，在温热病的病因证治方面，都有超出《伤暑全书》的学术见解，上一章我们已经进行过讨论，于此不再重复。

叶天士《三时伏气外感篇》云："长夏湿令，暑必兼湿，暑伤气分，湿亦伤气，汗则耗气伤阳，胃汁大受劫烁，变病由此甚多，发泄司令，里真自虚。张凤逵云：'暑病首用辛凉，继用甘寒，再用酸泻酸敛，不必用下。'可称要言不烦矣。"张凤逵的学术成就深受后世称颂，于此可见一斑。

清初喻嘉言对瘟疫的论述，对后世也有很深的影响，林起龙（即林北海）曾于公元 1675 年撰著《喻嘉言〈瘟疫论〉序》，介绍喻嘉言的瘟疫学说。喻嘉言以三焦辨证瘟疫病证，治疗上重视解毒的学术主张，深受后世称颂。成书于公元 1679 年的周扬俊的《温热暑疫全书》，也转载了喻嘉言的瘟疫学说。

吴又可架空伤寒另立新说

吴又可，名有性，字又可，姑苏（今江苏苏州）人，明朝末年医学家，他的医学著作《温疫论》，著成于崇祯壬午（公元 1642）年。他提出外感热病的"疠（疫）气学说"，指出这种致病疫气"由口鼻而入"。在病位方面，疫气由"邪伏膜原"到分传表里，治疗上善用清下二法，为温病学的建立打下了一定的基础，从而使其在热病学史上占有独特的历史地位。

外感热病学说发展到明朝末年，诚如吴又可所说："余初按诸家，咸谓春夏秋皆是温病，而伤寒必在冬时。然历年较之，温疫四时皆有，及究伤寒，每至严寒。"由于各医学名家，大力倡导伤寒不可作寒医，或者提出不可用伤寒法治疗温病，甚至如王安道所说"法也，方也，仲景专为即病之伤寒设，不为不即病之温暑设"的观点，使《素问》《难经》《伤寒论》所创立的广义伤寒学说，逐渐退缩为狭义伤寒，辛温解表的路越走越窄，甚至影响了对仲景《伤寒论》的学习与研究。吴又可《温疫论·自序》说:"是以业医者所记所诵,连篇累牍,具系伤寒,及其临证,悉见瘟疫。求其真伤寒,百无一二。不知屠龙之艺虽成,而无所施,未免指鹿为马矣。"

仲景《伤寒论》所论述的伤寒病,真像吴又可所说的那样越来越少了吗?编者认为不然。《素问》"今夫热病者皆伤寒之类也",把发热为主症的所有病证,都归类为与感受寒邪有关的一类疾病。《难经》更明确提出"伤寒有五:有中风、有伤寒、有湿温、有热病、有温病"。仲景《伤寒例》又将温毒、温疟、风温、温疫、时行等纳入广义伤寒的范畴之内,使伤寒所包罗的外感病种空前丰富。这与仲景在《伤寒论自序》中所说的伤寒病的危害之大之深,是完全一致的。然而时隔不久,曹植在《说疫气》之中说:"建安二十二年,疠气流行,家家有僵尸之痛,室室有号泣之哀。或阖门而殪,或覆族而丧。或以为疫者鬼神所作,人罹此者,悉被褐茹藿之子,荆室蓬户之人耳。若夫殿处鼎食之家,重貂累褥之门,若是者鲜焉。此乃阴阳失位,寒暑错时,是故生疫。而愚民悬符厌之,亦可笑也。"可以说,导致仲景家族人员大量死亡的原因是伤寒,十余年之后曹植所说的疫气流行,也是伤寒的一种。但对同一种病症,《素问》称作热病,仲景名为伤寒,曹植叫作疫气,产生这种分歧的原因,不是因为其致病因素不同,而是着眼点各异所造成的。也就是说,《素问》注重外感病的发热主症,《难经》、仲景重视探讨外感病的致病因素,曹植看重外感病的流行性危害。一物而三象,并非三种不同病症。正所谓仁者见之谓之仁,智者见之谓之智,百姓常患而不知,将外感病或流行病的原因归于鬼神。

吴又可坚持"伤寒世间少有"的观点,把仲景学术看作是屠龙之技，这固然与长期以来历代医家主张的"辛温解表难用"有关，也与他有意架空仲景《伤寒论》有关。他说："虽有头痛身疼，恶寒无汗发热，总似太阳证，至六七日失治，未尝传经，每用发散之剂，一汗而解，间有不药亦自解者，并未尝因失汗，以致发黄谵语，狂乱胎（苔）刺等证，此皆感冒肤浅之病，非真伤寒也。伤寒感冒，均系风寒，不无轻重之殊。究竟感冒居多，伤寒稀有。况瘟疫与伤寒，感受有霄壤之隔。今鹿马攸分，益见伤寒世所绝少。"其实仲景时代并无感冒与伤寒之分，无论其证候轻重，有无传经，只要是外感引起的发热恶寒，仲景都归于伤寒之中。吴又可将感冒之类的轻证伤寒，从伤寒中剔除出去，仲景《伤寒论》在吴又可时代似乎真的成了"屠龙之技"，其实吴又可并未跳出仲景《伤寒论》之外。

吴又可云："瘟疫之为病，非风非寒，非暑非湿，乃天地间别有一种异气所感。其传有九，此瘟疫紧要关节。奈何自古迄今，从未有发明者。仲景虽有《伤寒论》，然其法始自太阳，或传阳明，或传少阳，或三阳竟自传胃，盖为外感风寒而设。故其传法，与瘟疫自是迥别。"吴又可的疫气学说，有可能受仲景《伤寒例》伤寒"若更感异气，变为他病"，"不加异气者，至七日太阳病衰"，以及有关"时行疫气"学说的影响，提出了他自己的疫气学说。当然，吴又可的疫气学说，更可能受到《素问》遗篇《刺法论》影响。

《刺法论》云："黄帝曰：余闻五疫之至，皆相染易，无问大小，病状相似，不施救疗，如何可得不相移易者？岐伯曰：不相染者，正气存内，邪不可干，避其毒气，天牝从来，复得其往，气出于脑，即不邪干。气出于脑，即室先想心如日。欲将入于室，先想青气自肝而出，左行于东，化作林木；次想白气自肺而出，右行于西，化作戈甲；次想赤气自心而出，南行于上，化作焰明；次想黑气自肾而出，北行于下，化作水；次想黄气自脾而出，存于中央，化作土。五气护身之毕，以想头上如北斗之煌煌，然后可以入于疫室。"《素问》遗篇《刺法论》，晚出于唐朝王冰之后，学术价值不高，比如其中提到"鬼神外干，是致夭亡"的鬼魂可因人体虚而致人死亡的说法，大谈"黑尸鬼""青尸鬼""赤尸鬼""黄尸鬼"可以"吸人神魂，致暴亡"的迷信说法，与历代中医名家的唯物主义的科学精神，是完全不相容的。比如《左传》所载，在春秋时期的医和就提出六气致病学说，并指出晋公之疾属于"近女室，疾如蛊，非鬼非食，惑以丧志"。扁鹊也将信巫不信医，归为六不治之一。《素问》之中也提出"拘于鬼神者，不可与言至德"。仲景对那些"降志屈节，钦望巫祝"的做法，也给予尖锐批评。曹植《说疫气》也耻笑了那些"以为疫者鬼神所作"的人。尽管《素问》遗篇《刺法论》存在着诸多瑕疵，然而其中的"五疫之至，皆相染易，无问大小，病状相似"，以及"正气存内，邪不可干"的著名论断，成为千古绝唱，广为传诵。吴又可继承其合理内核，提出他的疫气学说，也是善于发扬前人学术的楷模。

吴又可将前人的"五疫"学说，加以改造，认为疫气不限于五种，而是每一种热病都由不同的疫气所引发。他在《温疫论》的"杂气论"中说："为病种种，难以枚举。大约病偏于一方，沿门合户，众人相同者，皆时行之气，即杂气为病也。为病种种，是知气之不一也。盖当时适有某气，专入某脏腑某经络，专发为某病，故众人之病相同，是知气之不一，非关脏腑经络或为之证也。夫病不可以年岁四时为拘，盖非五运六气所印定者，是知气之所至无时也；或发于城市，或发于村落，他处截然无有，是知气之所著无方也。疫气者，亦杂气中之一，但有甚于他气，故为病颇重，因名之厉气。虽有多寡不同，然无岁不有。"

吴又可关于不同疾病由不同病原"杂气"所引发的论述，最接近微生物致病学说，在这个意义上说吴又可的"疫气说"是当时世界上最先进的病原学说。"气之不一"，"专发为某病"，不仅仅限于人类，更是吴又可"疫气学说"的一大贡献。他说："至于无形之气，偏中于动物者，如牛瘟、羊瘟、鸡瘟、鸭瘟，岂但人疫而已哉！然牛病而羊不病，鸡病而鸭不病，人病而禽兽不病，究其所伤不同，因其气各异也。知其气各异，故谓之杂气。"

吴又可所说的杂气或者疫气，并不是不可琢磨的东西，而是实实在在的物质。所以他说："夫物者气之化也，气者物之变也。气即是物，物即是气。知气可以制物，则知物可以制气矣。夫物之可以制气者，药物也。"吴又可认为，病原的疫气是物质的，这种疫气尽管"非风非寒，非暑非湿"，不符合中医药性学说中的四气五味，难以纳入传统的中医体系之中，却仍然可以用药物"制气"，达到治疗疾病的目的。

吴又可《温疫论·论气盛衰》云："其年疫气盛行，所患皆重，最能传染，即童辈皆知为疫。至于微疫反觉无有，盖毒气钟厚也。其年疫气衰少，闾里所患者，不过几人，且不能传染，时师皆以伤寒为名。不知者固不言疫，知者亦不便言疫，然则何以知其为疫？盖其脉证与盛行之年所患之证，纤悉相同。至于用药取效，毫无差别。是以知瘟疫四时皆有，常年不断，但有多寡轻重耳。"吴又可通过临床观察总结，认为不但"无问大小，病状相似"的多数人患同一种病，属于疫气所致，此后少数人或者个别人，只要所患的疾病与以往疫气流行时"病状相似"，也应当诊为瘟疫病。这种不论流行大小，完全按病症论治的做法，符合中医辨证论治的精神，也为人们认识瘟疫战胜瘟疫奠立了基础。

我们说吴又可的疫气学说并未完全脱离仲景广义伤寒，不仅表现在《伤寒例》中已有疫气的论述，而且从临床方面瘟疫必须从伤寒借法。《素问·热论》虽然以六经论述热病，但是并没有表里的概念。仲景《伤寒论》非常注重对伤寒表里证的划分，表里是仲景伤寒学说中的基本概念，具有非常重要的地位。吴又可所说的"邪伏膜原"，位于"内不在脏腑，外不在经络，舍于伏脊之内，去表不远，附近于胃，乃表里之分界，是为半表半里，即《针经》所谓横连膜原是也"。这种必须以表里来定位的学说，无论如何会让人看出仲景的影子。

吴又可论述瘟疫的传变时，虽然强调"疫有九传"，但是"九传"皆不离表里。《温疫论·统论疫有九传治法》云："夫疫之传有九，然亦不出乎表里之间而已矣。所谓九传者，病人各得其一，非谓一病而有九传也。盖瘟疫之来，邪自口鼻而入，感于膜原，伏而未发者，不知不觉。已发之后，渐加发热，脉洪而数，此众人相同，宜达原饮疏之，继而邪气一离膜原，察其传变，众人不同者，以其表里各异耳：有但表而不里者，有但里而不表者，有表而再表者，有里而再里者，有表里分传者，有表里分传而再分传者，有表胜于里者，有里胜于表者，有先表而后里者，有先里而后表者，识此九传，其去病一也。"

既然瘟疫病可以从膜原传到表里，那么治疗也就应当解表或者清里，或者表里双解。《温疫论·传变不常》云："疫邪为病，有从战汗而解者；有从自汗、盗汗、狂汗而解者；有无汗竟传入胃者；有自汗淋漓，热渴反甚，终得战汗方解者；有胃气壅郁，必因下，乃得战汗而解者；有表以汗解，里有余邪，不因他故，越三五日前证复发者；有发黄因下而愈者；有发黄因下而斑出者；有竟从发斑而愈者；有里证急，虽有斑，非下不愈者；此则传变不常，亦为常变也。"吴又可列举瘟疫的种种变化，虽然纷繁复杂，却是瘟疫病经常出现的。瘟疫为什么有这么多变化，恐怕吴又可也不能给出正确的答案，所以他说："传变不常，皆因人而使。"结合现代医学的知识，我们可以说这是因为"瘟疫"一词所包括的不是一种疾病，而是涵盖了众多的疾病。众多的传染性和感染性疾病，分别有各自的发病过程和病位，再加上患者的体质不同，所以就会出现纷纭复杂的传变状态和种种不同的治愈过程。

　　既然瘟疫也有表证和里证，那么它的治疗就会与伤寒有某些相同之处。如伤寒的阳明证作为里证的代表，其清下二法就会被借用于瘟疫病的治疗，事实上吴又可对仲景三承气汤，运用得最为纯熟。《温疫论·辨明伤寒时疫》云："子言伤寒与时疫有霄壤之隔，今用三承气、及桃仁承气、抵当、茵陈诸汤，皆伤寒方也，既用其方，必同其症，子何言之异也？"吴又可回答瘟疫为何借用伤寒方时说："伤寒初起，以发表为先；时疫初起，以疏利为主。种种不同，其所同者，伤寒时疫，皆能传胃，至是同归于一，故用承气汤辈，导邪而出。要之，伤寒时疫，始异而终同也。""但以驱逐为功，何论邪之同异也。""推而广之，是知疫邪传胃，（与伤寒）治法无异也。"吴又可这些论述与王安道有许多相同之处，如《医经溯洄集·伤寒温病热病说》云："伤寒与温病、热病，其攻里之法，若果是以寒除热，固不必求异；其发表之法，断不可不异也。"

　　辛温解表难用，历代医家早已有过很多论述。伤寒的清下治法，至今仍被广泛运用，吴又可看重仲景三承气，温病四大家也不否认清下治法的科学性。清下治法也是仲景伤寒治法中，应用最广、疗效最为确切的治法。

吴又可所概括的瘟疫与伤寒的区别，也为后世温病学家所借鉴。吴又可除认为瘟疫与伤寒感受的病原不同之外，还提出："伤寒投剂，一汗而解；时疫发散，虽汗不解。伤寒不传染于人，时疫能传染于人。伤寒之邪，自毫窍而入；时疫之邪，自口鼻入。伤寒感而即发，时宜感久后发。伤寒汗解在前，时疫汗解在后。伤寒投剂，可使立汗；时疫汗解，俟其内溃，汗出自然，不可以期。伤寒解以发汗，时疫解以战汗。伤寒发斑病笃，时疫发斑病衰。伤寒感邪在经，以经传经；时疫感邪在内，内溢于经，经不自传。伤寒感发甚暴，时疫多有淹缠，二三日，或渐加重，或淹缠五六日，忽然加重。伤寒初起，以发表为先；时疫初起，以疏利为主。种种不同，其所同者，伤寒时疫皆能传胃，至是同归于一。"

值得提出的是，吴又可所说的伤寒与时疫的区别，都是人为划线，生割硬砍，难以成立。比如，仲景并没有说过伤寒都能"一汗而解"，发汗后不解的患者大有人在；仲景《伤寒例》认为，寒邪"最为杀厉之气"，从未说过"伤寒不传染于人"；仲景只说过伤寒起自太阳，并未说不可以从口鼻进入，王海藏《此事难知》就已经指出，寒邪属于无形之气，可以从口鼻进入人体，并以仲景麻黄汤证中有无汗而喘，桂枝汤有鼻鸣干呕，麻黄、杏仁皆肺经药物为证；伤寒病未必"可使立汗"；伤寒发汗后不能病愈者，《伤寒论》中有多处论述；伤寒后不能即病，至春发为温病；伤寒不必全是"感邪在经"；"里气外发"，也非疫气独有。凡此种种，都不是区别伤寒瘟疫的特有证候，它们本来论述的就是同一类疾病。现今中医院校的伤寒与温病的教材，用发热和恶寒的轻与重、渴与不渴、鼻流清涕与浊涕等来区别，也是同样讲不通的。

喻嘉言系统阐述治温方药

喻嘉言，名昌，号西昌老人，新建（今江西南昌）人，约生活于公元 1585—1664 年。著有《尚论张仲景伤寒论三百九十七法》（简称《尚论篇》）、《医门法律》、《寓意草》等书，其中《尚论篇》是在方有执《伤寒论条辨》的基础上，对仲景《伤寒论》条文进一步分类归纳而成，是持《伤寒论》错简学说最为激烈的著作，也是对王叔和批评最为猛烈的著作。

喻嘉言说："仲景书详于治伤寒，略于治温暑，以法度俱错出于治伤寒中耳。后人未解义例，故春温一症，漫无成法可师，而况触冒寒邪之病少，感发温气之病多。寒病之伤人什之三，温病之伤人什之七，古今典缺，莫此为大。"然而，喻嘉言相信，仲景治疗温热病的"森森治法，全具于太阳少阴诸经"。喻嘉言认为，温病、热病的成因，一为冬伤于寒，二是肾不藏精，三是伤于寒与不藏精同时存在。而且"凡伤寒之种种危候，温证皆得有之，亦以正虚邪盛，不能胜其任耳。至于热症，尤为（伤寒危候的）十中八九，缘真阴为热邪久耗，无以制亢阳，而燎原不熄也。"喻嘉言因此提出了一个著名的主张："以故病温之人，邪退而阴气犹存一线者，方可得生。"他的这个著名论断，对温病学家形成"留得一分阴液，方得一分生机"的共识，有着启迪作用。

喻嘉言虽然也继承吴又可瘟疫之气从口鼻而入的主张，但他对吴又可的学说有许多不同的看法。他说："有谓疫邪无形象、声臭、定时、定方可言，是以一岁之中，长幼莫不病此，至病伤寒者，百无一二；治法，非疏里，则表不透；非战汗，则病不解。

愈骛愈远，究竟所指之疫，乃为伤寒、伤温、伤暑热之正病。疏里，则下早可知；战汗，则失表可知；只足自呈败阙耳！"

喻嘉言受到仲景启发，提出了温疫的三焦辨证学说。他说："昌幸微窥仲景一斑，其《平脉篇》中云：'寸口脉阴阳俱紧者，法当清邪中于上焦，浊邪中于下焦。清邪中上，名曰洁也；浊邪中下，名曰浑也。阴中于邪，必内栗也。'凡二百六十九字，阐发奥理，全非伤寒中所有事，乃论疫邪从入之门，变病之总。所谓赤文绿字，开天辟地之宝符，人自不识耳！"他从这些文字之中，体会出了"微言大义"，经过进一步发挥，阐发出三焦辨证学说，他说："篇中大意，谓人之鼻气通于天，故阳中雾露之邪者为清邪，从鼻息而上入于阳。入则发热、头痛、项强颈挛，正与俗称大头瘟、蛤蟆瘟之说符也；人之口气通于地，故阴中水土之邪者为饮食浊味，从口舌而下入于阴。入则其人必先内栗、足膝逆冷、便溺妄出、清便下重、脐筑湫痛，正与俗称绞肠瘟、软脚瘟之说符也。然从鼻从口所入之邪，必先注中焦，依次分布上下。故中焦受邪，因而不治；中焦不治，则胃中为浊，营卫不通，血凝不流，其酿变即现中焦，俗称瓜瓤瘟、疙瘩瘟等证，则又阳毒痈脓，阴毒遍身青紫之类也。此三焦定位之邪也。"

喻嘉言所说的三焦辨证，虽然是对瘟疫而言，但对整个温热病也都是适用的。他区分伤寒与瘟疫的不同传变过程时说："伤寒之邪，先行身之背，次行身之前，次行身之侧，由外廓而入；瘟疫之邪，则直行中道，流布三焦。"喻嘉言所说的身之背、身之前、身之侧，是伤寒邪气由太阳以次传变，到阳明，再到少阳。而瘟疫之邪，从口鼻而入，弥散三焦，形成一横一纵之势，为后世温病学提供了三焦辨证的雏形。

喻嘉言还提出了三焦瘟疫病症的治疗原则，他说："（瘟疫）治法，未病前，预饮芳香正气药，则邪不能入，此为上也；邪既入，急以逐秽为第一义。上焦如雾，升而逐之，兼以解毒；中焦如沤，疏而逐之，兼以解毒；下焦如渎，决而逐之，兼以解毒。营卫既通，乘势追拔，勿使潜滋。详订诸方，载《春温方》后。"喻嘉言在这里提出了未病先防的具体措施，符合《素问》"治未病"的思想，也是唐代之前饮"屠苏酒"避瘟措施的延续，更是"预防为主"的先声。他提出的三焦瘟疫，在治疗时都要"兼以解毒"的主张，为后世温病学在治疗法则上重视清热解毒，开了先河。他所整理的《春温方》，几乎都是吸收的《伤寒论》的方剂，可以说，喻嘉言是将仲景伤寒学说与后世温病学说联系起来的唯一一个医学家。

喻嘉言《温症上篇》云："按温热病，表症间见，而里病为多，故少有不渴者，法当治里为主，而解肌兼之。亦有治里而表自解者，其间有误攻里而致害者，乃春夏暴寒所中之疫症，邪纯在表，未入于里故也，不可与温热病同论。""仲景治温症，凡用表法，皆用桂枝汤，以示微发于不发之意也。"他的这一说法，得到了吴鞠通《温病条辨》的继承。吴鞠通以桂枝汤治疗有表证的温病，受到众人攻击，指责他尊经太过，与仲景《伤寒论》没有划清界限，此是后话。

喻嘉言《春温方》首列"解肌法"，列有六个代表方，计有：桂枝汤、桂枝加葛根汤、升麻葛根汤、葛根柴胡汤、葛根葱白汤、葛根黄芩黄连汤。喻嘉言所列的这六个解肌方，除了桂枝汤属于辛温解表方，其他的方药多为辛凉解表方剂。喻嘉言在"解肌附方"中又列了三个后世方：人参败毒饮、参苏饮、海藏大羌活汤。

喻嘉言在因用解肌方出现的并发症的治疗中，提出："解肌后，病不去，反恶寒者，虚也，芍药甘草附子汤。脉细身倦者方可服；解肌后，身疼痛，脉沉者，桂枝加芍药人参新加汤；解肌后，汗出过多，心下悸，欲得按者，桂枝甘草汤；脐下悸，欲作奔豚者，茯苓桂枝甘草大枣汤；解肌后，烦渴，脉洪大，白虎加人参汤；解肌后，腹胀满，厚朴生姜人参汤；解肌后，不恶寒，但恶热者，调胃承气汤；解肌后，恶热无下症，知母石膏汤；解肌后，脉微数，小便不利，微热烦渴，五苓散。"

喻嘉言在"吐法"中，列出的方药是瓜蒂散、栀豉汤。

"清热诸方"有：白虎汤、白虎加人参汤、白虎加苍术汤、白虎加桂枝汤、玄参升麻汤、升麻栀子汤、竹叶石膏汤、竹叶汤。

"和解诸方"有：小柴胡汤、小柴胡加桂枝汤、小柴胡去半夏加人参瓜蒌汤、小柴胡去人参加五味子汤、小柴胡加芒硝汤。

"疏风诸方"有：荆芥散、独活汤、金匮风引汤、续命汤减麻黄附子。

"分利诸方"有：五苓散、猪苓散、天水散、辰砂天水散、牡蛎泽泻散。

"开结诸方"有：三物小陷胸汤、三物白散。

"下法"有：大承气汤、调胃承气汤、大柴胡汤。

"解毒诸方"有：黄连解毒汤、黄连汤、黄连阿胶汤、黄连泻心汤、黄连龙骨汤、黄连犀角汤、黄连橘皮汤、黑膏。

"养血生津"有：酸枣仁汤、芍药甘草汤、阿胶散、大青龙汤、炙甘草汤、五味子汤。

"补中"有：黄芪建中汤、小建中汤、理中汤、温中汤、治中汤。

"凉血滋阴"有：犀角地黄汤。

我们列述这些治法、方剂，不难看出，喻嘉言治疗温热病，法则齐全，方药丰富，远非前人所能达到，也可以看出他对后世温病学的奠基作用。

喻嘉言对冬不藏精的温病，提倡使用温肾散寒之剂。他在"春温中篇诸方"中列的方剂有：麻黄附子细辛汤、麻黄附子甘草汤、附子汤、四逆汤、白通汤、白通加猪胆汁汤、通脉四逆汤、吴茱萸汤、桃花汤、真武汤、四逆散等。

喻嘉言治疗温热病，有时使用温肾回阳之药，既是遵仲景之经，也源于他的临床实践经验。他在《温症下篇》中云："所以温症两感之例，原有可生之理。昌治（患者）金鉴一则，先以麻黄附子细辛汤汗之，次以附子泻心汤下之，两剂而愈。可见仲景法度，森森具列，在人之善用也。今人见热烦、枯燥之症，而不敢用附子者，恶其以热助热也。孰知不藏精之人，肾中阳气不鼓，精液不得上升，故枯燥外见，才用附子助阳，则阴气上交于阳位。如釜底加火，则釜中之气水上腾，而润泽有立至者。仲景方中辄用附子一枚，今人一钱亦不敢用，总由其识之未充耳。昌亦非偏重温也，以少阴经之汗下与他经不同。"大概温热病用寒凉药，人皆会用，也敢用，可是温热病使用温热药，必须有胆有识，认证准确。编者前面已经说过，伤寒病的少阴或三阴死证，大多数与现代医学的休克及休克前期症状相似，使用回阳救逆的温热药，有时可获得起死回生的良好效果。

当然，喻嘉言也受他所处的历史时代限制，不仅没有解决温热病的治疗问题，他甚至还保留了那个时代的一些迷信说法，比如他曾经认为疫气的流行，与鬼魅邪秽有关，所以曾经使用过驱妖镇邪的方法。他在《详论瘟疫，以破大惑》的结尾处，为我们讲了这样一个故事："乡绅万吉人，茔葬五雷惊蛇之地，触动土瘟；壮者病疫，少者病痘，一夕暴死五人。余令于茔北，掘井二丈，投猪首、馒头、蒸饭，促引土气下收，旋封其井，即得安全无损。此余偶试杨、曾之秘，非心得也。范文正公守饶，冬温，吏请祷雪。公取薄冰置座，嘿坐良久，瑞雪满空，顷深三尺，蟊贼疫鬼，何地潜踪耶！可见先儒退藏于密，借凝冰为影草，已摄大地于清冷之渊矣，讵非法王手眼乎？"喻先生虽然说得绘声绘色，我们却深表怀疑。

周扬俊作《温热暑疫全书》

周扬俊，清代医家，字禹载，苏州府（今江苏苏州）人。少攻举子业，屡试不第，年近四十，乃弃儒习医，钻研仲景书十余年。康熙十年（公元 1671 年）至京师，有医名。撰《温热暑疫全书》四卷（公元 1679 年），依次论温、热暑、疫诸病，选辑《伤寒论》《温疫论》原文，详加阐释。康熙十六年（公元 1677年）取《伤寒论条辨》《尚论篇》，附以己见，编成《伤寒论三注》十六卷。又补注《金匮方论衍义》而成《金匮玉函经二注》二十二卷（公元 1687 年）。治血证，疗效甚著。推崇《十药神书》，康熙二十六年予以加注刊行。

周扬俊认为："凡病伤寒最重，温热尤烈。伤寒仅在一时，温、热、暑、疫，每发三季，为时既久，病者益多。苟不明其源，溯流不得清也；不辨其类，疗治不得当也。则温、热、暑、疫，皆热证也。"他觉得历代对于温热暑疫病的治疗，没有足够的重视，简直是"燎原之下，竟乏清凉一滴"。他在《温热暑疫全书·自序》中历数了王叔和之后众多医家的无当："自晋以来，疑鬼疑蜮，陋沿无已。如崔文行解温，用白术、乌头、细辛、桔梗四味。更加附子，名老君神明散；更加萤火，名务成子萤火丸。热药相投，以火济火，谁其辨诸？"朱肱"圣散子，仍用温热"。张洁古、云歧子、赵嗣真、巢元方、庞安常、李思训、王好古、刘河间、方有执等医家，都被他点名批评。他所赞成的只有张仲景、李东垣、张凤逵、吴又可、喻嘉言五人。

周扬俊云："仲景，叔季圣人也，既立方论，复出不尽之藏，纬以膀胱之伤于绝，定人生死，先后合符，了无剩义矣。乃仲景于《伤寒论》中，温热森森，具载黄芩、白虎等汤，是其治也。"他认为人们将仲景黄芩、白虎等清热方药，当作治疗伤寒的专方是不对的。因为这些清热方，既不能发汗解表，也不能泻下攻里。而用之治疗温热病，"苟能引申此义，便可变化不穷"。所以周扬俊在论述温热暑病的时候，都先列仲景有关理论，再阐述自己的认识。

周扬俊说："东垣不善外感，长于内伤，乃从《内经》悟出冬温、春温二义，诚暗中一大炬。"他在论述温病的时候，引述东垣的话说：温病"何以不言热而言温？以春行温令故也。如李明之所云，冬伤于寒者，冬行温令也。当冬而温，火胜而水亏矣。水既亏，则所胜妄行，土有余也，所生受病，金不足也，所不胜者侮之，火太过也。火土合德，湿热相助，故为温病。然由明之所言，是冬温而感之即病者也，非伏寒也，非变也，不然必无冬温一证也"。在暑病之中，周扬俊转述了李东垣的"暑伤胃气论"。

周扬俊为林北海的弟子，当年林北海曾经将张凤逵的《伤暑全书》传授给了周扬俊，对他产生过很深的影响，他说："漕宪北海林夫子，为一代伟人，医学宗匠。俊立雪程门，三五年间，极蒙提命，因授所刻明计部张凤逵治暑书，申明理蕴，精确不磨,虽有小疵,不掩大德,诚可振聋聩于千古也。"周扬俊的《温热暑疫全书》关于暑病的证候治疗,多引用张凤逵的《伤暑全书》的有关内容。

周扬俊对于喻嘉言关于瘟疫的论述,大为赞赏,尤其是对喻嘉言所提出的三焦辨证,评价甚高。他说:"后世治疫之法,未有定见。如嘉言'上焦如雾,升逐解毒;中焦如沤,疏逐解毒;下焦如渎,决逐解毒。俟其营卫既通,乘势追拔,勿使潜滋暗长于未尽之时'。此固不易之论也。"通过进一步深入研究发现喻嘉言的学说,来源于吴又可的《温疫论》。周扬俊在关于瘟疫的论述中,较多地继承了吴又可的学说。

周扬俊对前人的学说,有继承也有舍弃,比如他对于发于春季的温病,就提出了不同于喻嘉言的认识:温病"所伤者寒也,所病者温也,所伏者少阴也,所发者少阳也。故病必有阳而无阴,药必用寒而远热,黄芩汤其主治也。则嘉言之论温,有阴有阳,如伤寒三阴经可用辛热者。予曰:否、否!不然也。"周扬俊这样认为是有其理论依据的,所以他说:"冬伤于寒,春必病温,是言所感者本寒也。王叔和云:'从立春节后其中无暴大寒,又不冰雪,有人壮热为病者,此属春时阳气发外,冬时伏寒,变为温病。'此亦明言寒也,'变'字大妙。嘉言以为非,予独以为确。"喻嘉言坚持错简学说,对王叔和持有偏见,当然也就不会肯定王叔和的创见。周扬俊并不因人废言,所以其说能超越前人。

周扬俊对于冬温病机的解释,也能发前人所未发,他说:"冬为藏精之时,惟逆冬气,遂使少阴之经气不闭,复遭非时之暖,致令开泄,忽然严寒骤返,不免受伤。故受伤者,仍是寒邪也。"春天发病的温病,仲景云其"发热而渴,不恶寒者为温病",周扬俊解释说:"曰不恶寒,明无表症也。则其热自内出,无外邪郁之也。"

周扬俊直指前人的过失，也不是为了标新立异，他说："愚性甚拙，何敢好议先贤，但以为必如此，方与冬温两不相阻，且与仲景论温热，必推本始，动曰伤寒之旨无悖云耳。"的确，王安道、陶华、周扬俊等医家大都遵循仲景关于温病初期"不恶寒"的观点，但这种情况不久就发生了改变，到了所谓"温病四大家"出现的时候，仲景的温病定义便不再具有约束力了。对于发于夏季的热病，周扬俊也注意尊重仲景的学说，他说："热病皆伤寒伏邪也，至发则但热矣。乃仲景仍以伤寒揭之者，所谓'乐，乐其所自生'，《礼》不忘其本也。"

郭志邃、戴天章阐述温病

在温病四大家之前，较有影响的温病学著作，还有成书于公元 1675 年的《痧胀玉衡》和成书于公元 1722 年的《瘟疫明辨》。

郭志邃，字右陶，檇李人，即今浙江嘉兴县人。他有感于"时行痧胀，被祸不少"，虽然"此非昔人无是疾，今人始有是疾"，但是自古至今，却没有专门论述痧胀的著作，因此他于公元 1675 年著成《痧胀玉衡》一书。

郭志邃所说的痧胀，是一类起病很急的病症，如果不及时救治，往往使人丧命。痧胀可以伴有发热，也可以不发热，多由外感引发，或发于表，或中于里。尽管"痧之为病，种种不同，难以枚举"，但是它们治疗时都需要刮痧或刺青筋放痧，所以被命名为"痧胀"。

郭志邃云："痧之初发，必从外感。感于肌表，人不自知，则入于半表半里"，"痧感于半表半里，人不自知，则入于里"，痧胀可以侵犯太阳、少阳、阳明、太阴、少阴、厥阴六经。郭志邃分别指出它们的症状和治疗方药。他说："盖痧者，热毒也。""痧者，天地间之厉气也。入于气分，则毒中于气而作肿作胀；入于血分，则毒中于血而为蓄、为瘀。凡遇食积、痰火，气血即因之阻滞，结聚而不散，此痧之所以可畏也。"郭志邃注重痧证气分、血分症特点的论述，为叶天士卫气营血辨证，提供了借鉴。

郭志邃云："治痧当辨身凉身热，盖身凉者、内热者，宜攻其里；表热者，宜透其肌"；"痧有实而无虚"，"盖其有余者，非有余于本原，乃有余于痧毒也"；"故痧发不论虚实，驱毒在所当先，温补必于收后，此痧之所以有实而无虚也"。

结合现代医学的知识，可以看出郭志邃所说的痧胀，既包括了现代的传染性疾病、感染性疾病，也包括了心脑血管疾病和急腹症等所有危症急症。他所说的刮痧放痧，现在还是中医药治疗急症的一种措施，仍有其顽强的生命力。

戴天章，字麟郊，号北山，上元（今江苏江宁）人，清代名医。他对吴又可的《温疫论》十分推崇，有感于"时贤有未见，而不用其法；或虽见其书，而不能信"，甚至有的医家，"口诵其书，啧啧称道，而对症施方，仍多不用其法。口则曰此时症也，而手则仍用伤寒之方，拘伤寒之方者，比比皆然。愚揣其情，必非知而不用也，知其名而未得其辨症之法耳"。他因此在公元1722年撰成《广瘟疫论》，从气、色、舌、神、脉几方面，论述瘟疫与伤寒的不同。此后《广瘟疫论》被人翻刻时，又被改名为《瘟疫明辨》。二书名字虽异，内容却完全相同。

戴天章自序云："瘟疫一症，历代明哲，俱有成方，如仲景有大青龙汤、阳旦汤、越婢汤、黄芩汤、白虎汤、大小柴胡汤、三承气汤、麻黄升麻汤诸条。列瘟疫之见证，为汗法、下法、和法、双解法，轻重深浅，纤毫具备。特散见于诸经条中，而未尝直指其名为瘟疫，非不欲明言也，其书本伤寒立论，而互为区别之书，非专论瘟疫之书。且上古文辞简易，详于辨症，而不详于立名。欲人从症上细辨，则不必名上区别，而无混治之失。"

戴氏的自序可以说明下面的几个问题，首先他认为仲景《伤寒论》中既有许多治疗瘟疫的方药，也有治疗瘟疫的法则，这一点与吴又可有明显区别；其次他强调仲景《伤寒论》乃是辨证论治之书，书中并不细别何为瘟疫、何为伤寒，从而避免了吴又可既云伤寒瘟疫有天壤之别，却又借用仲景清下方药的自相矛盾的做法；此外他受王安道学说的影响，也云仲景方只为即病伤寒设，所以，不仅与仲景重症不重名的前一说法矛盾，而且也是他强行区分伤寒与瘟疫，留下许多人为划线痕迹的原因所在。但是，戴天章《广瘟疫论》中的许多创见，为后世温病学奠立了基础。

戴天章"辨时行疫疠与风寒异气"云："风主疏泄，寒主凝泣，二气虽有不同，然皆冷而不热，其中人也，郁而不宣，方其初受在表，均宜温散，麻黄汤、桂枝汤、芎苏、十神、神术等方，皆散寒之剂，非解热之剂。时行之气，属湿温二气合成，热而不冷，其中人也，立蒸而腐败，方其初传在表，既宜辛凉，大青龙汤、六神通解散、九味羌活汤、葳蕤汤、大羌活汤、人参败毒散，皆解热之剂，非散寒之剂也。"戴天章指出伤寒与温热时气不同，所以辛温与辛凉解表方法截然相反，这为后世温病学的辛凉解表学说开了先声。

戴天章较早地提出了伤寒"汗不厌早，下不厌迟"与时行疫疠"下不厌早，汗不厌迟"的学说。他认为"时症从口鼻而入，先中中焦，后变九传"；"时疫与疟病，不相甚远：疫乃湿温二气合病，疟乃风寒暑湿四气合病，其邪气之杂而不纯相类"。

戴天章认为："疫热以出表为轻，入里为重，在浅为轻，入深为重。"所以他主张，治疗时应该首先区分表里证，他说："疫邪见症，千变万化，然总不出表里二者。但表证中有里邪，里症中有表邪，则又不可不细察也。故列证分表里以尽其常，又细辨以尽其变，使人一目了然，胸有定见，少救横夭于万一耳。"

戴天章关于瘟疫病的发病与传变的学说，深受吴又可的影响，他说："瘟疫传经，与风寒不同。风寒从表入里，故必从太阳而阳明，而少阳，而入胃。若温疫则邪从中道而出表入里，惟视人何经本气之强弱为传变。故吴又可曰：疫邪有先表后里者，有先里后表者，有但表不里者，有但里不表者，有表胜于里者，有里胜于表者，有表而再表者，有里而再里者，有表里分传者，此为九传。"

关于表里证的划分，吴又可并没有具体描述，戴天章提出了他自己的划分标准，他说："愚按所谓表者，发热恶寒，头痛头眩，项强背痛，腰痛，腿膝足胫酸痛，自汗无汗，及头肿面肿，耳目赤肿，项肿，发斑发疹，皆是。所谓里者，渴呕胸满，腹满腹痛，胁满胁痛，大便不通，大便泄泻，小便黄赤涩痛，及烦躁谵妄，沉昏舌燥，舌卷舌强，口咽赤烂皆是。"戴天章将发黄、斑疹、面肿等都算作表证的指征，与后世温病学有明显的区别，反映出戴天章的温热病学说还不够成熟。

四大家崛起温病学成熟

清代温病学成就最为突出的医家，号称"温病四大家"：叶桂、薛雪、吴瑭、王士雄。温病四大家之中，又以发明卫气营血辨证的叶桂和提倡温病三焦辨证的吴瑭最有代表性。

叶桂（1667—1746），字天士，号香岩，江苏吴县人。叶天士世医出身，三十岁时就闻名大江南北，长于治疗温热病，首倡卫气营血辨证，代表著作为《温热论》（又名《外感温热篇》）、《三时伏气外感篇》、《临证指南医案》。这些著作，大多是他晚年讲述的医学理论与经验，而后由其弟子门人整理而成。

奠立卫气营血辨证基础的《温热论》，相传是叶天士游洞庭山时，由随行于舟中的门人顾景文记录而成。其后分别由华岫云、唐大烈将这一文稿传出于世，分别见于《临证指南医案》（公元 1766 年）和《吴医汇讲》（公元 1792 年）。《温热论》记录了叶氏对温热病论述的精华部分，重点分析温邪的传变规律，温热病的病理和治法，创立卫、气、营、血的辨证体系，介绍温热病察舌、验齿和观察斑疹的诊法等内容，其中的一些学术见解直到现在仍为临床医家所重视。

叶天士在《温热论》中将卫气营血辨证概括为："大凡看法，卫之后方言气，营之后方言血。在卫汗之可也，到气才可清气，入营犹可透热转气，如犀角、玄参、羚羊角等物，入血就恐耗血动血，直须凉血散血，如生地、丹皮、阿胶、赤芍等物。否则前后不循缓急之法，虑其动手便错，反致慌张矣。"可见，卫气营血辨证描述了温热病由浅入深，由轻而重的辨证规律，对后人影响很深。

薛雪（1681—1770），清代著名医家，字生白，号一瓢，江苏苏州人。因母多病而究心医学，博览群书，精于医术，比叶天士小十余岁，而与叶天士齐名，二人常常互相抨击，叶天士将自己的书屋命名为"踏雪斋"，薛生白就将自己的居室起名为"扫叶山庄"。薛氏长于辨治温热病，但他与华佗一样不屑以医名世（见袁枚《与薛寿鱼书》），故少著书。一般认为《湿热条辨》一书为薛氏之作，也有医家（如王孟英）认为尚难确定。该书对湿热之辨证论治有进一步发挥，丰富并充实了温热学的内容。此书专论湿热病证，共35条，每条均有薛氏自注。这种"自为经传"的写作法，被吴鞠通《温病条辨》所继承。薛生白《湿热条辨》重点辨析湿热受病的原理、临床表现及治疗，指出湿热邪气多在阳明、太阴两经表里相传。其立论和治法为后世所宗。清代医家章虚谷曾为之作注，王孟英将其辑入《温热经纬》卷四之中，并取名为《湿热病篇》。

吴瑭（1758—1836）字鞠通，江苏淮阴人，也是温病学派主要代表人物之一。其受吴又可，特别是叶天士著述的影响和启发，重视温病证治，因而对之深入研究，学习前人的长处，结合自身实践经验和体会，于公元1798年撰成《温病条辨》一书，提出温热病三焦辨证的理论，认为外感热病"始上焦，终下焦"。该书阐述清热养阴等治疗方法，并拟订了许多治疗温病的方剂，多有较高的治疗效果，为后世医家所喜用。其书以三焦为纲，以各种温病证候为目，逐条加以论述，自为经传，颇切实用，使温病学说更趋于系统和完整，对温病学的发展有很大贡献和影响。

王士雄（1808—1866）字孟英，浙江钱塘人，曾迁居杭州、上海。对温病的证治和理论有独到见解，为我国近代较有影响的温病学家之一，对霍乱的辨证论治积累了丰富经验。著有《温热经纬》《霍乱论》等。

《温热经纬》五卷，王孟英撰于公元1852年。卷1～2摘录《内经》《伤寒杂病论》中有关温热病的论述，并引述前人的注文以阐明一些温热病病原、证候及治法；卷3～4采辑叶天士、陈平伯、薛生白、余师愚等研究温热病、湿热病、疫病的心得，将温热病的病证按叶天士分为卫、气、营、血四个阶段进行归类，用以具体说明热性病的发展规律；末卷为温热病方论，共选 113 方。总之，全书"以轩歧仲景之文为经，叶薛诸家之辩为纬"（见本书自序），故名《温热经纬》。其书参考各家有关著述，并有较多的个人见解，是一部较有影响的温热病专著。

在清代比较有影响的温病学著作，还有著成于公元 1784 年的杨栗山著《伤寒温疫条辨》6 卷，其中以升降散为代表的治疗温病的方剂，对后世影响很大。公元 1785 年的刘奎著《松峰说疫》，广集前人治疗瘟疫的方药，以及刮痧治法，倡导八法统治瘟疫，自成一家。公元 1794 年余师愚著成的《疫疹一得》，因善用石膏，创制"清瘟败毒饮"而称誉医林。所有这些温病学著作的大量涌现，充分说明清代温病学的崛起与成熟。

取辛凉弃温里得失难评

张仲景对温病的认识，来源于《素问》和《难经》，又有自己的独特观点。汉代以前，古人对温病的认识可能已有很久的历史，长沙马王堆汉墓帛书《导引图》之中已经有"引温病"的导引方法，但具体学说不详；《素问·生气通天论》《素问·阴阳应象大论》的"冬伤于寒，春必病温"的学说，和《素问·金匮真言论》"其藏于精者，春不病温"的论述，将温病的发病季节限定在春季，发病的病因归于冬季的伤寒；而《素问·热论》云："凡病伤寒而成温者，先夏至日者为病温，后夏至日者为病暑。"认为春末夏初的外感热病也属于温病，而不是一入夏季就叫热病，这一观点后世很少有人继承。这既反映了《素问》温病学说不是出于一个人或一个学术流派，也说明温病与热病的区别，只是发热程度有所差别，而两种病症没有本质的区别。

将温热病总称为"伤寒"的是《难经·五十八难》，广义伤寒学说由此建起来。《难经·五十八难》云："伤寒有几？其脉有变不？然：伤寒有五：有中风、有伤寒、有湿温、有热病、有温病。"此广义伤寒学说提出之后，深受后世医家的推崇，仲景、华佗都遵此学说，不再称热病或温病，而是直接叫"伤寒"。《难经·四十九难》云："何以知伤寒得之？然：当谵言妄语……其病身热，洒洒恶寒，甚则喘咳，其脉浮大而涩。"我们可以看出，其中所概括伤寒的证候也绝不是狭义的伤寒，其中所说伤寒的脉象和恶寒、咳喘的症状，不仅补充了《素问·热论》的不足，也对仲景《伤寒论》产生了很大的影响。

仲景《伤寒论》云："太阳病，发热而渴，不恶寒者，为温病。""太阳病"三字，历代皆未参透其意，多把其理解为太阳病的提纲证，也就是发热恶寒、头项强痛、脉浮等症状的总称；也有人认为，太阳病本身就有恶寒，后文云"不恶寒"，显然是自相矛盾，所以"太阳病"应当是"阳明病"的误笔或错简。成无己《注解伤寒论》为仲景此条作注解时云："发热而渴，不恶寒者，阳明也。"所以有人认为温病就是阳明病，比如陆九芝《世补斋医书》就持温病即是阳明病的观点。编者认为，此处的"太阳病"三字，既不是太阳病的提纲证，也不是阳明病的错简，而是外感热病发病第一天之意，也就是"伤寒一日，巨（太）阳受之"的意思，是外感热病初起的另一种说法。因为当时"日传一经"的学说，人人皆知，而且《伤寒论》之中也可以找到受"日传一经"影响的痕迹。

"恶寒"是太阳病的必备症状,"不恶寒"而发热,则是阳明病的特点,"渴"是入里化热伤津之象,所以仲景对温病的定义,是没有表证、里热外发型的外感热病。《伤寒例》对温病的发病情况做了更为细致的描述:"从立春节后,其中无暴大寒,又不冰雪,而有人壮热为病者,此属春时阳气,发于冬时伏寒,变为温病。"立春之后,天气转暖,冰雪消融,没有突然出现的寒气,患者也没有受凉,没有近期感寒的诱因,却突然出现"壮热为病",这种没有恶寒表证的外感热病,就叫温病。它是一种里热外发型的伏气温病。

对于温病的治疗,仲景并没有明言,《伤寒论》虽然受《素问·热论》"日传一经"的影响,但是更重视辨证论治,编者坚信仲景决不会用麻黄汤、桂枝汤去治疗"不恶寒"的里热外发型温病;而且仲景见到"发热而渴"或是"壮热为病"的温病,其白虎汤、竹叶石膏汤、黄芩汤、大小柴胡汤等加减使用也是势所必然。

清代温病学家在前人有关认识的基础上,对仲景关于温病的定义进行了很大程度的修改,只在"伏气温病"项下,保留了仲景关于温病的思想。

吴鞠通提出温病的三焦辨证方法,认为温病之邪由上而下,从肺心所居的上焦,逐渐发展到脾胃所居的中焦,最后深入到肝肾所在的下焦。他说:"凡病温者,始于上焦,在手太阴。"他的这一论点,曾受到王孟英、叶霖等温病学家的强烈批评。

王孟英云:"嘻!岂其(吴鞠通)未读《内经》耶。伏气为病,自内而发,惟冬春风温、夏喝、秋燥,皆始于上焦。若此等界限不清,而强欲划界以限病,未免动手即错矣。夫温热犯三焦者,非谓病必上焦始,而渐及于中下也。伏气自内而发,则病起于下者有之；胃为藏垢纳污之所，湿温疫毒，病起于中者有之；暑邪挟湿者，亦犯中焦；又暑属火，而心为火藏，同气相求，邪极易犯，虽始上焦，亦不能必其在手太阴一经也。"

叶霖（叶子雨）也云："此节言'凡病温者，始于上焦，在手太阴'，赅第一节之九种温病，皆当从手太阴治。真属医道罪人。姑不论温疫、温毒、温疟、湿温等证，伏气各有不同，即春日温热，冬至之后之阳热伏藏少阴，岂手太阴上焦表药可治？所以必主以葱豉汤者，豆豉能起发肾气，俾少阴伏邪从皮毛汗解，由肾达肺，非翘、薄、芥、桔清肃上焦所能解。然而豆豉虽能起发肾中伏邪，非假葱之力升提，童子小便之咸降，上下分消，不中为功。鞠通不能明伏气为何气，加豆豉于银翘散中，其实无用。近世不明制方之义，用葱豉而不用童便，云畏其补阴，更有用豉而去葱，谓是上焦表剂者，此等不识医理，妄自立方之庸工，皆鞠通有以教之也。"

由上述两位医家的论述可见，外感热病种类繁多，其发病之时或由外发，或由内起；或起于中焦，或出于下焦。若想用六经辨证或三焦辨证，限定它们的发病过程，或者限定它们的传变途径，都是很难的，临床上也是未必如此变化的。到目前为止，我们能够预测的外感病发展趋势，大多数都遵循从表入里、由轻而重，或自上而下的总趋势，这只是一个很粗略的规律，任何企图强化或神化这种变化规律的做法，都不可避免地存在着缺陷。

吴鞠通在中焦篇，进一步提出了"温病由口鼻而入，鼻气通于肺……始上焦，终下焦"的说法，遭到王士雄更为猛烈的抨击。

王孟英云："（吴鞠通）自注云：'肺病逆传，则为心包。上焦失治，则传中焦。始上焦，终下焦。'嘻！是鞠通排定路径，必欲温热病导其道而行也。有是理乎？！彼犯肺之邪，若不外解，原以下传于胃为顺，故往往上焦未罢已及中焦。惟其不能下行为顺，是以内陷膻中为逆传。章虚谷亦昧此义，乃云火本克金，而肺邪反传于包络，故曰逆。夫从所胜来者为微邪，胡可反以为逆？岂二公皆未读《难经》耶！其不始于上焦者，更无论矣。"

关于温病的发病季节和发病方式，宋代朱肱、郭雍已有春季新感温病之论，清代温病学也继承前人新感温病学说，并认为四季皆有新感温病。

叶天士《温热论》云："大凡看法，卫之后方言气，营之后方言血。在卫汗之可也，到气才可清气，入营犹可透热转气，如犀角、玄参、羚羊角等物，入血就恐耗血动血，直须凉血散血，如生地、丹皮、阿胶、赤芍等物。否则前后不循缓急之法，虑其动手便错，反致慌张矣。"

从上述引文中可以看出，叶天士所说的卫分证，就是需要发汗解表的表证，也就是张仲景所说的太阳病，只是治疗方法上有所不同，表现为辛温与辛凉的区别，这也是清以前医家反复指明了的观点。叶天士云："盖伤寒之邪留恋在表，然后化热入里；温邪则热变最速，未传心包，邪尚在肺，肺主气其合皮毛，故云在表。"在叶天士的眼里，伤寒与温病都是由表入里，其传变过程是相同的；而不是仲景所说的，伤寒与温病，一为由表入里，一为由里出表。叶天士认为"温邪则热变最速"，需要"热变"的温邪，与能够"化热"的寒邪，都存在需要入里、升温化热的问题，只是升的速度有所不同罢了；而不是仲景所说的，伤寒之邪，初病在表，然后化热入里，温病之邪，早已在体内蛰伏多时，发作之际就壮热烦渴，无须发汗解表。

叶天士云："在表初用辛凉轻剂。"轻清解表，的确是温病学的代表思想，吴鞠通将其概括为"治上焦如羽，非轻不举"。如前所述，经过宋金元明历代医家的检验，辛温解表难用的问题，已逐渐被人们所公认，辛凉解表从创立之后日益深入人心。在清代，医家治疗外感热病，弃辛温用辛凉已成定局。然而，最为著名的温病学家吴鞠通，却在他的《温病条辨》之中，将桂枝汤列为第一方，遭到了后人十分猛烈的批评。

吴鞠通云："太阴风温、温热、温疫、冬温，初起恶寒者，桂枝汤主之。"王孟英批评说："夫鞠通既宗叶氏，当详考叶氏论案以立言。如《指南·温热门》第三案云：'温邪上受，内入乎肺，肺主周身之气，气室不化，外寒似战栗，其温邪内郁必从热化'；《指南·风温门》第五案云：'风温入肺，气不肯降，形寒内热，乃郁之象，'用药皆是辛凉轻剂。至《幼科要略》，论三时伏气外感，尤为详备。于春温证，因外邪引动伏热者，必先辛凉以解新邪，自注用葱豉汤。垂训昭然，何甘违悖。意欲绍述仲圣乎？则祖上之门楣，不可夸为自已之阀阅也。在泾先生云：'温病伏寒变热，少阴之精已被劫夺，虽有新旧合邪，不可更用桂枝汤助热而绝其本也。'岂吴氏皆未之闻乎？"

吴鞠通用桂枝汤治疗有恶寒表证的温病，应当是来自于临床经验，而不会是单纯的尊崇仲景。这就给我们以下启示：有恶寒表证的外感热病，可以用辛温解表，以取暂时之效；如果否认辛温解表具有实用性，就全盘否定了仲景《伤寒论》的历史功绩；从温病可以暂用辛温解表取效，可以认为有恶寒表证的温病，与仲景所说的伤寒是一类相同的病症；广义温病既然多数从恶寒表证起病，那么，广义温病所包括的病症，实际上是向仲景所说的广义伤寒进行回归。温病学家这样因其实而易其名的做法，实在是既怕获离经叛道的罪名，又不得不面对临床实际委曲求全地

"变法"。

吴鞠通不仅用辛温解表的桂枝汤，治疗有恶寒表证的温病，而且认为仲景所说的温病"发热而渴，不恶寒"，未必皆然。他说："仲景所云（温病）不恶风寒者，非全不恶风寒也。其先亦恶风寒，迨既热之后，乃不恶风寒耳。古文质简，且对太阳中风热时，亦恶风寒言之，故不暇详耳。"吴鞠通这样直接否定仲景关于温病初起"不恶风寒"的观点，实际上是不承认温病有里热外发的类型，不承认伏气温病学说。看不到温病概念的变迁，就无法正确理解仲景《伤寒论》的贡献，既无法正确理解仲景是如何治疗广义伤寒的，也无法理解仲景是怎样治疗温病的。

叶子雨（叶霖）云："窥鞠通立言之意，以仲景原文，但恶热不恶寒而渴者，名曰温病。而用桂枝，则仲景是自相矛盾。渠所立之银翘散，又引《内经》风淫于内，治以辛凉，佐以苦甘，更著仲景用桂枝之汤，不达经旨，却又处处为仲景原用桂枝不错，深文曲意，不斥仲景之非，乃大斥仲景之非也。世之观此书者，有不谓鞠通学识远驾乎仲景以上者几稀，售奸欺世，莫此为极！或言用桂枝治温，本出喻嘉言之荒谬，鞠通沿袭其讹，若然何以首节又讥西昌不能脱却伤寒圈子，其不以西昌为然可证。诛心之论，讵容代原？嗟乎，仲景伤寒原文，桂枝之禁谨严，而叔和有'桂枝下咽。阳盛则毙'之戒。但温病内藏伏热，由里达外，故发热不恶寒。若因外寒抑遏，用麻黄以石膏监制尚可，若误与桂枝，未有不死者。"叶子雨言辞虽然激烈，却颇能阐明仲景《伤寒论》中关于伤寒与温病的关系，又能切中吴鞠通错误观点的要害。

薛生白《湿热病篇》也认为湿热证是有表证的外感病，他说："湿热证，始恶寒，后但热不寒，汗出胸痞，舌白，口渴不引饮。"

余师愚《疫病篇》云："疫证初起，有似伤寒太阳、阳明证者。"也说明瘟疫可以从表起病。他在"论治疫"之中说："（吴）又可辨疫甚析，如头痛发热恶寒，不可认为伤寒表证，强发其汗，徒伤表气；热不退又不可下，徒伤胃气。斯语已得奥妙，奈何以疫气从口鼻而入，不传于胃而传于膜原，此论似有语病。至用达原饮、三消、诸承气犹有附会表里之意。"吴又可《温疫论》对有恶风寒的温热病，主张不用辛温解表，确有见地，但他将瘟疫分表里论治，并非附会仲景《伤寒论》，而是认为一切热病都不能越出表里的分界之外。因此，叶天士《温热论》虽倡导用卫气营血辨证，但也不否认温热病有表里证，叶天士说："再论三焦不得从外解，必成里结。里结于何？在阳明胃与肠也。亦须用下法，不可以气血之分，就不可下也。"

由上述论述不难看出，清代温病学家关于温病的定义，基本上不取仲景的观点，他们认为温病大多是从表起病，逐渐深传入里，而不是里热外发；温病可以发于四季的任何季节，而不局限于春季；温病的概念可以包罗很多外感热病，而不仅仅是春季的伏气温病一种；因为大多温病初起有表证，所以必须发汗解表，而不是仲景所做的直清里热。

历代倡导不可以伤寒法治疗温病的医家之中，最为有名的是明初王履（王安道）。王履在《医经溯洄集》中提出"法也，方也，仲景专为即病之伤寒设，不兼为不即病之温暑设"的"著名论断"，虽然出言不确，但却将此前用辛温解表治疗外感热病的通行做法，置于极为不利的地位，极大地限制了辛温解表方法的运用。但是，王履对于仲景关于伤寒里热证的治疗方法，未提出反对意见。

王履《医经溯洄集》"伤寒温病热病说"云："伤寒与温病、

热病，其攻里之法，若果是以寒除热，固不必求异；其发表之法，断不可不异也。"按王履的理解，仲景所说的温病、热病是没有表证的，"不渴而恶寒者，非温、热病矣"。所以，王履说："伤寒即发天令寒冷之时，而寒邪在表，闭其腠理，故非辛甘温之剂，不足以散之，此仲景桂枝、麻黄等汤之所以必用也；温病后发于天令暄热之时，怫热自内而达于外，郁其腠理，无寒在表，故非辛凉或苦寒或酸苦之剂，不足以解之，此仲景桂枝、麻黄等汤，独治外者之所以不可用，而后人所处水解散、大黄汤、千金汤、防风通圣散之类，兼治内外者之所以可用也。"

王履上述论述有几点误解了"仲景立法本意"：仲景所说的温病热病是没有表证的，没有表证就没有使用麻黄汤、桂枝汤的指征，也就是说，仲景是不会用麻黄汤、桂枝汤治疗他所说的温病热病的；温病热病既然是里热外发，那么，《伤寒论》中的许多清热泻火的方剂是可以加减使用的，后世温病学家如吴鞠通的《温病条辨》就广泛地吸收了柴胡、白虎、承气、黄芩等汤；因此，可以说麻黄汤、桂枝汤，仅仅是仲景治疗外感热病表证的两个方剂，而不是"仲景方"的全部，仲景方并不是"独治外者"；仲景清里泻热的的许多方药不仅可以治疗伤寒，而且可以治疗温病热病，王履所持仲景方"不兼为不即病之温暑设"之论，以偏概全，立论不当；仲景时代没有辛凉解表的法则与方药，但他并没有提出"非辛甘温之剂，不足以散之"，而是一贯持慎汗解表的态度，倡导辛温解表不是"仲景本意"。

王履虽然自知理亏，却强词夺理："或者知一不知二，故谓仲景发表药，今不可用，而攻里之药，乃可用，呜呼！其可用不可用之理，果何在哉？若能辨其因，正其名，察其形，治法其有不当者乎？彼时行不正之气所作，及重感异气而变者，则又当观其何时何气，参酌伤寒、温热病之法，损益而治之，尤不可例以仲景即病伤寒药通治也。"

"今人虽以治伤寒法治温、暑，亦不过借用耳，非仲景立法之本意也。"王履以他所掌握的所谓的"仲景心法"，必欲使人们接受他的仲景方"不兼为不即病之温暑设"而后快。

关于热病过程之中是否会出现三阴证，这个问题温病学家普遍认识不足，以至于温病似乎只有阳证、热证，而始终不会出现阴证、寒证。其实，临证实际不是这样。在一片热盛阳证之后，患者往往会突然阳气衰竭，转为里虚寒证。曹东义主编的《热病新论》之中，初步探讨了外感热病"突变虚寒转为内伤"的问题。

第三章

热病理论指导下取得的成就

　　"贡献度"是人们衡量一个学科的价值的重要尺度，中医学对于中华民族的贡献已经有过不少论述，但中医对于世界的贡献至今还未引起人们的重视，甚至被人们有意无意地漠视或者否认了，这应当引起我们的注意。

　　到目前为止，人类只消灭了一个疾病——"天花"，依靠的是中医的原始创新，而不是抗生素，更不是靠解剖、生理、病理、微生物知识。中医所开创的免疫学思想，也是控制其他传染病的法宝，免疫技术依靠的是预防接种"疫苗"，而"疫苗"就是中医免疫科学思想哺育出来的实用技术。

"人痘"的探索

　　2005 年张荣昌编译出版的《药物简史》，是德国学者恩斯特·博伊姆勒（Ernst Baumler）的著作，书籍的副标题是"近代以来延续人类生命的伟大发现"。

　　该书第一章"当种牛痘来到欧洲时"，开篇就写道："一位贵夫人、一位英国乡村医生和一位法国化学家，为人类立了功。他们的辛勤努力，为世界卫生组织（WHO）能够在 1977 年宣布'世界上已经没有天花'做出了贡献。世界卫生组织还希望，不久也能够为其他几种古老的痼疾，致一篇相似的悼词。"

作者看到了"疫苗"免疫学技术的进展，对于世界医学进步的巨大贡献，也高度赞扬了传播免疫技术的蒙塔古（M. W. Montague 1689—1762）夫人玛丽、改进种痘技术的琴纳（E. Jenner 1749—1823，也常被译为詹纳）、推广免疫技术的巴斯德。但是，对于原创于中医的种痘发明，没有给予应有的评价，甚至没有提到这种发明的科学思想，只是借一位土耳其医生之口说："中国人就曾经有过这样一种抗天花的办法，在中国，人们将研细的天花痂皮搽进儿童的鼻子里。于是，许多人果然不再得病。"

原创于中国的科技发明，就这样被淡化了，甚至等同于詹纳在挤牛奶女工那里听到的民间说法。《中国青年报》在介绍"种痘"的时候，也否定种人痘对于种牛痘原始创新的启示作用，说什么"琴纳的'牛痘免疫学'是独立发现并完成的科研"。并借以批评中国的人痘术不安全，甚至有中医不但无功而且有过的意味。说什么"某些中医学家或急于考辩种痘术中国第一的人们，与其争来争去，不如学习一点琴纳的科研精神，假以时日，中医或许会有更光明的前途"。

历史果真是这样的吗？中医的技术发明就这样不值一提？让我们沿着历史的脚步，重新回首，再认真地看一下它的真面目吧。

蒙塔古夫人玛丽是一位鄙视一切传统陋俗的妇女。虽然她是一位公爵的女儿，但却不想成为一个上流社会的贵妇人。当家人不许她与她选择的男子结婚时，她就毅然决然地和他一起——未曾结婚——逃往法兰克福。玛丽夫人的丈夫是外交官，他们一起相继生活在欧洲的多个城市，直至他被任命为驻土耳其大使。在这里，她通过医生的讲述，知道了通过种痘可以预防天花。

希腊医生埃马努埃尔·蒂莫尼是玛丽夫人的一个熟人，玛丽从他那儿了解到许多东方的秘密。有一天他给她讲述，人们在这里如何试图防治天花。这个题目引起了这位夫人的极大兴趣，因为这"黑疤疮"当时恰恰再度使欧洲陷于恐惧之中。与呈波浪形出现的"黑死病"鼠疫不一样，天花可以在短得多的间隔时间内威胁人类。

这位希腊医生告诉玛丽夫人，说人们用一把小刀将一点天花脓疱的脓划进皮肤，从而使后宫的美丽女奴们可以免受这种使人破相的疾病的侵袭。想将他们的"商品"尽可能完好无损地出售的奴隶贩子总是这样做的。虽然用这样的方式处置后也会产生一个小疤痕，但是它与未经这种防备措施处理而形成的疤痕相比是微不足道的。

玛丽夫人在童年时代认识了天花。她曾得过天花，当然只是轻度的状态；留在她身体上的疤痕很小，挂在"美国国立医学图书馆"的那幅美丽的肖像画上无论如何是看不见的。

这位希腊医生还讲述说，中国人就曾有过这样一种抗天花的办法。在中国，人们将研细的天花痂皮擦进儿童的鼻子里。于是，许多人果然不再得病。医生继续解释，在印度，人们让孩子穿天花患者的衣服，并用针尖将患者身上的脓转到健康人身上。

希腊医生接着说，几乎每一次都取得了这样的效果：只出现一次轻微的、很快又消退的炎症，此后大多数种过痘的人一辈子都受到保护而不遭天花侵害。

玛丽夫人一直担心，她的儿子爱德华会在伊斯坦布尔染上天花。当别人也向她证实了希腊医生的描述时，她看到了一种令人神往的可能性：让这种形式的预防措施也在英国落地生根。

玛丽夫人在1717年4月1日给一位名叫萨拉·奇斯韦尔的熟人写了一封信。信中写道："在我们家乡广为蔓延和危险的痘疤，在这里（土耳其）由于出现了一种人们称之为'嫁接'的办法而几乎没有危险了……有些老年妇女，每年秋天，在9月，炎热天气一过，她们就做这种手术，从中大赚一笔钱。首先是一个邻人遣人去另一个邻人家，询问那里是否有人要种痘预防天花。在聚集起十五六个人后，就出现了一位拿着一个盛满天花脓的核桃壳的种痘妇。她用一根大针划入静脉，这不会比一个普通的抓痕引起的疼痛更多，然后把一个针尖上所能容纳的脓汁滴入这根血管……她以这样的方式划开四至五根血管。"

玛丽夫人的详细介绍使我们"看到了"当时接种的详细情况，她紧接着描述了接种之后出现的反应："第八天，"玛丽夫人继续写道，"种过痘的人开始发烧，他们不得不卧床两天，很少有卧床三天的。他们的脸上会出现20～30个脓疤，但它们不会留下疤痕。一个星期后病人跟种痘前一样健壮。"

依靠这些了解到的情况，在1717年秋天，玛丽夫人让自己的爱子爱德华接种了人痘，获得了成功。

1721年，玛丽夫人回英国，希望推广接种人痘。然而，人痘到了英国，曾经严重地"水土不服"，遇到了英国医生们的坚决反对。

玛丽夫人为了推广种人痘，首先绕过医学家的阻挠，"走上层路线"，托关系在朋友威尔士公主卡罗琳的帮助下游说乔治一世国王。乔治一世被打动之后，决定拿七个死刑犯先做实验：让他们在绞刑架与种痘之间进行选择。

七个死刑犯都选择了种痘，也都存活了下来。种痘的安全性，获得了初步的证明，为种痘在英国的推广开辟了道路。

试想：当初尽管有玛丽夫人成功的"现身说法"，为什么还要用死囚进行实验呢？关键是难以接受这种把患者的脓汁移植"嫁接"到健康人体上的做法。

在西方医学的开创者希波克拉底的《誓言》里，他曾经庄严地宣誓说："我谨向阿波罗神、医神、健康女神、药神及在天诸神起誓，将竭尽才智履行以下誓约……我要竭尽全力，采取我认为有利于病人的医疗措施，不能给病人带来痛苦与危害。我不把毒药给任何人，也决不授意别人使用它。我要清清白白地行医和生活。"也就是说，在他的眼里，毒物和药物是截然不同的东西，有毒的物品是绝对不可能施与病人的，更不可能把病人的毒脓汁"嫁接""移植"到没有患病的人体上。因此，在西方也就不可能出现"疫苗"接种的"原始创新"。

公元846年，在入侵法国的诺曼人中间，突然暴发了天花，天花病的流行使诺曼首领只好下令，将所有的病人和看护病人的人统统杀掉。

1519年，当西班牙军队入侵墨西哥时，他们将天花这种致命的疾病带到了美洲大陆，而他们自己并没有察觉。天花当时在墨西哥是没有先例的，当地居民也没有机会增强对天花的抵抗力。在以后的三年里，天花传遍了全国各地，致使两三百万墨西哥印第安人死亡。西班牙人在攻打印加帝国时又把天花传入了南美。

16～18世纪，欧洲每年死于天花病的人数为50万，亚洲达80万人。有人估计，18世纪内有1.5亿人死于天花。

中国的种痘法传入欧洲后，遭到顽固保守分子的反对，他们责骂种痘是"狂人"的逻辑，一些基督教牧师竟然说"天花是上帝的天恩",凡人不能逆天行事。有些国家出令禁止种痘。当时,法国启蒙思想家伏尔泰(1694—1778)却对种痘法倍加赞扬。他在《哲学通讯》中一封《谈种痘》的信中称赞道:"我听说一百年来中国人一直就有这习惯,这是被认为全世界最聪明最讲礼貌的一个民族的伟大先例和榜样。"

改进的牛痘推广有曲折

玛丽夫人把种痘介绍到英国28年之后,发明牛痘的安特·爱德华·琴纳(E. Jenner 1749—1823,也常被译为詹纳),于1749年5月17日出生于英格兰一个牧师家庭。他在小的时候,也接种过人痘疫苗。他13岁开始跟随乡村外科医生学习医术,21岁赴伦敦师从当时英国杰出的外科医生J.亨特。亨特令詹纳终生不忘的教诲是:"为什么只凭空揣测?为什么不实地实验一下?"

18世纪,天花已成为当时英国人死亡的主要原因。詹纳从伦敦回到家乡,多年的乡村行医经历使他注意到:乡村里的牛患了与天花相似的病,那些挤奶女工在接触到牛身上的疱疹时受到感染,身上也会长出小一些的疱疹,这就是牛痘。而感染过牛痘的人都不曾被传染上天花。

詹纳发现,牛痘的病情症状比天花轻得多,它从不曾令牛死亡,更不会令人死亡,而且人在感染牛痘痊愈后不会留下任何疤痕。

1796年5月14日,也就是玛丽夫人在英国推行种人痘之后75年,詹纳找来了一位患牛痘的挤奶女工,从她手指的疱疹中取出一些液体，然后将一位 8 岁男孩的手臂用手术刀划破，把牛痘疱疹液滴在了上面。

这位名叫詹姆斯·菲里普斯的男孩大声哭叫着，他无论如何不会知道他将挽救无数人的生命。48 天后，詹纳将从天花患者脓疱中取出的液体再一次滴在了菲里普斯被手术刀划破的手臂上，菲里普斯的免疫系统抵抗住了天花病毒的侵害。8 岁的男孩菲里普斯的父母都是牧场的工人，他们甘愿让自己的孩子冒患上天花的危险让詹纳进行实验。为了感谢他们，詹纳拿出自己行医的积蓄为这家人建了一所房子，这座房子至今还被保存在英国格洛斯克郡。

英国皇家学会有些科学家不相信一位乡村医生能战胜天花，还有人认为接种牛痘会像牛一样长出尾巴和角。新生事物的出现并不能立即被人们接受。英国皇家学会拒绝刊印詹纳的《牛痘的成因与作用的研究》一文，詹纳只好自费印了几百份。

当时医学界怀疑他的发现，有人抱着敌视的态度写道："我们不相信你这一套，我们是有根据的。"并将詹纳的发明称为"虚伪的预防"。

更严重的威胁来自教会，教会里有人指责说，"接触牲畜就是亵渎造物主的形象"，"接种天花乃是谎言"。

新闻界也趁火打劫，有的写道："你相信种牛痘的人不会长牛角吗？""谁能保证人体内部不发生使人逐渐退化成为走兽的变化呢？"

报纸上出现了这样耸人听闻的消息："某小孩开始像牛一样地咳嗽，而且浑身长满了毛。""某些人开始像公牛那样的眼睛斜起来看了。"有些书上印着彩色插画来证明种牛痘的不幸。

那么，把毒素移植到健康人体上的中国人，中国的中医们，他们当初是怎么想的？有人这样问过吗？或者，就像反对中医、意欲取消中医的人所说的，中医一贯推行毒物、污物、异物入药，坑害患者？

事实完全不是这样，正是因为中医具有独特的科学思想，才逐渐摸索出来接种人痘的免疫学方法。

严格地说，詹纳只是改进了种痘的技术，使其更安全，对于其中的原理，并没有找到令人满意的答案。

他的《关于天花牛痘疱的原因和影响的调查》的报告，并没有得到皇家学会和皇家自然科学家学院的支持。相反，他得到的是撤回论文的警告，否则将影响他作为一个医生的声望，于是他只好自费刊印了自己的报告。在"绕过学术界"之后，他得到了下院的议员们支持，并于1814年被任命为"皇家医师协会"的教授，但是，阻力并没有消失。反对他、嫉妒他的人，让他参加拉丁文"外语考试"，詹纳拒绝了这一要求。

1823年，詹纳去世，他和此前早就去世的玛丽夫人一样，被人们立碑纪念，他们不同时代的事迹被刻在了纪念碑上。

1822年，在詹纳去世之前一年，法国的著名学者、化学家路易·巴斯德（1822—1895）出生。在詹纳种牛痘成功85年之后，也就是1880年之后，巴斯德把免疫"疫苗"技术推广到鸡霍乱、牛炭疽、狂犬病等领域。后人更是不断研究，在斑疹伤寒、脊髓灰质炎、白喉等领域，推广了免疫疫苗技术。

然而，世人对于天花病毒以及种痘免疫原理的正确认识，要晚得多。种人痘的中医，种牛痘的詹纳，以及进一步推广接种疫苗的巴斯德，都没有见到致病的微生物，更没有揭秘免疫原理。见到了炭疽杆菌的德国博士罗伯特·科赫，以及见到了白喉杆菌的其他细菌学家，也没有能够阐明免疫原理。

对于细胞免疫、体液免疫原理的认识，是最近几十年才有的事情。对于病毒的认识，有赖于电子显微镜技术的进步和分子生物学技术的发展。直到今天，免疫原理，免疫调节的分子机制，也仅仅是认识了一个大概，而不是全部。

因此说，由中医开创的种痘免疫实用技术，是一种科技原始创新，此后的免疫技术改良、推广，都是引进、吸收的再创新过程。

中医"免疫思想"历史悠久

既然中医种痘属于科学技术的原始创新，那么，这种原始创新是怎样形成的呢？

我们也可以按着科技史专家李约瑟先生的思路，进一步发问：中医种痘的免疫技术为什么没有最先出现在欧洲？为什么在英国推广种人痘和种牛痘，都遇到了那么大的阻力？这样的阻力为什么没有出现在中国？

这是非常有意思的问题，也是人们所忽略的问题，更是反对中医的人不愿意提及的问题。但是，这的确不是虚构的问题，而是历史上曾经发生过的事实。我们应该给出答案。

编者认为，中医之所以发明了种痘，完全是中医的科学思想哺育的结果。

关于疫病的认识由来已久，甲骨文里就有关于疫的认识，甚至有"御疫"的记载。《说文解字》说："疫，民皆疾也。"

御疫，应当是免疫思想最早的表述。当然，科学的进步是缓慢而曲折的，防疫、免疫技术探索的历史过程，也是很漫长的。其中，有巫祝、傩舞的精神方法，更有饮药、服丹、佩带丸药、焚烧香料、药粉敷身、搐鼻等方法的探索。

其中，最鲜明的是中医关于毒与药辨证关系的认识。

《周礼》之中说："医师聚毒药以供医事。"也就是说，毒与药都是中医医生用来治疗疾病的，药与毒没有本质的区别。

《内经》之中不仅有关于疫病的许多记载，还有预防疫病的丰富内容。尤其是以具有大毒、小毒、常毒的药物治疗疾病的论述，对于疫苗的发明也是不可或缺的"理论支撑"。

如《素问·刺法论》说："黄帝曰：余闻五疫之至，皆相梁易，无问大小，病状相似，不施救疗，如何可得不相移易者？岐伯曰：不相染者，正气存内，邪不可干，避其毒气，天牝从来，复得其往，气出于脑，即不邪干。气出于脑，即室先想心如日，欲将入于疫室，先想青气自肝而出，左行于东，化作林木；次想白气自肺而出，右行于西，化作戈甲；次想赤气自心而出，南行于上，化作焰明；次想黑气自肾而出，北行于下，化作水；次想黄气自脾而出，存于中央，化作土。五气护身之毕，以想头上如北斗之煌煌，然后可入于疫室。又一法，于春分之日，日未出而吐之。又一法，于雨水日后，三浴以药泄汗。又一法，小金丹方：辰砂二两，水磨雄黄一两，叶子雌黄一两，紫金半两，同入合中，外固，了（离）地一尺筑地实，不用炉，不须药制，用火二十斤煅了也；七日终，候冷七日取，次日出合子埋药地中，七日取出，顺日研之三日，炼白沙蜜为丸，如梧桐子大，每日望东吸日华气一口，冰水一下丸，和气咽之，服十粒，无疫干也。"

其中对于疫病流行的特征描写，是十分经典的。多种预防思想和措施，虽然有的属于"精神胜利法"，含有巫术的意味，但是，洗浴与服丹药防疫的有益探索，对后世有较深远的启迪与影响。

《灵枢·九宫八风》说："谨候虚风而避之，故圣人日避虚邪之道，如避矢石然，邪弗能害，此之谓也。"这种积极预防的思想，在《内经》之中还有许多记载。

《素问·五常政大论》说："帝曰：有毒无毒，服有约乎？岐伯曰：病有久新，方有大小，有毒无毒，固宜常制矣。大毒治病，十去其六，常毒治病，十去其七，小毒治病，十去其八，无毒治病，十去其九。谷肉果菜，食养尽之，无使过之，伤其正也。"

用毒物治病，有毒无害，化毒为药，这是中医辨证法的独创思想。

《神农本草经》记载 365 种药物，其中上品药 120 种，多是无毒的药物，可以久服养生。中品药 120 种，"有毒、无毒"的药物都有，需要医生"斟酌其宜，欲遏病补羸者"，可以从中选择使用。下品药物 125 种，多数有毒，不可以久服，而可以用来"除寒热邪气，破积聚"，治疗疾病。

以上这些记载都说明，"有毒无害，化毒为药"治疗疾病，是中医学的一个特点。

在西方医学的观念里，毒与药的界限是分明的，是不可转化的，毒就是有害，而药就是有利，观念与中医完全不同。

因此，西医不可能发明一个"用毒去防病"的技术。

中医用毒防病的方法很多，唐代孙思邈《备急千金要方》第九卷，第一节是《伤寒例》，阐述前人对于传染病的理论认识；第二节是《辟温》，介绍各种预防传染病的方法。其中所谈的预防传染病的措施，很多都是以服用有毒的药物，或者接触有毒的药物，来预防传染病。

为什么"毒可以制疫"？

孙思邈说："《易》称天地变化，各正性命。然则变化之迹无方，性命之功难测。故有炎凉寒燠，风雨晦冥，水旱妖灾，虫蝗

怪异。四时八节，种种施化不同。七十二候，日月运行各别。终其
暑度，方得成年，是谓岁功毕矣。天地尚且如然，在人安可无事？
故人生天地之间，命有遭际，时有否泰，吉凶悔吝，苦乐安危，喜
怒爱憎，存亡忧畏，关心之虑，日有千条，谋身之道，时生万计，
乃度一日。是故天无一岁不寒暑，人无一日不忧喜。故有天行温疫
病者，即天地变化之一气也。斯盖造化必然之理，不得无之。故圣
人虽有补天立极之德，而不能废之。虽不能废之，而能以道御之。
其次有贤人善于摄生，能知撙节，与时推移，亦得保全。天地有斯
瘴疠，还以天地所生之物，以防备之，命曰知方。"

从孙思邈的叙述里我们不难看出，他所认识的温疫传染病，
都是自然变化所产生的自然现象，不是超自然的东西。尽管是难
以避免的事情，但可以在一定理论指导下，用不同的方法"以道
御之"。天地之间的传染病"瘴疠"，可以用天地之间自然产生的
物质"以防备之"。只有做到了防备传染病的发生，才能叫做一
个称职的医生，也就是达到了"知方"的要求。

由此不难看出，积极探索预防传染病的方法，是每一位中医
学者的神圣责任，是达到"知方"的必由之路。

在孙思邈的《千金方》里，预防传染病的方法是很丰富的，
有饮屠苏酒，服太乙流金散、辟温雄黄散的内服方法；也有外用
辟温病粉身散常用方、辟温气杀鬼烧药方等，内容十分丰富。

值得提出来的是，其中绝大多数方剂之中，都包含有毒的药
物。"赤散辟温疫气伤寒热病方"还在使用方法中提到，把药物
"内著鼻中"的用药方法，与后世把患者的天花痂皮纳入被接种
者鼻中完全一致。另外一首"断温疫转相染著，乃至灭门，延及
外人者方"，不但是用丹砂、雄黄、鬼箭羽等有毒中药组成方剂，
而且说服用了这种药物，"可与病人同床、传衣"。可见，孙思邈

对于传染病的接触传染是有很深认识的。

"以毒制疫"的思想，是鼓励中医接种人痘技术的理论渊源。

对于毒的认识，今人与古人不同。《说文解字》说："毒，厚也。"《阴阳大论》说："其伤于四时之气，皆能为病，以伤寒为毒者，以其最成杀厉之气也。"也可以说明，一种不利的因素厚重之后，就可以成为"毒"。

相反，由厚重转化为轻薄，毒也就可以转化为药。

"神农尝百草，一日而遇七十毒"，说的也是品尝了七十种药。如果都是只能让人中毒，而没有药用价值的毒物，不用说七十种，就是七种，神农也早就被毒死了。

毒不仅可以化为药，而且可以预防传染病。长相凶恶的人可以做巫师咒鬼，所谓"凶神恶煞"可以辟邪，也是中华文化的一部分。但是，唐代孙思邈的著作里，鬼神迷信的成分极少，已经绝大部分被科学医学知识所取代。

毒之所以能够化为药，还可以从防微杜渐谈起。

《左传》记载，有人劝说郑庄公，要在公叔段还没有成事之前下手，先发制人，否则就像蔓草一样难以去除。扎手扎脚的蒺藜，只有在幼苗的时候，可以轻而易举地除掉，这是先民早就有的经验。

值得我们特别指出的，是古人对于"疫苗"的认识。所谓苗，既可以是植物初生之幼苗，也可以是燎原烈火之火苗。在"治未病"预防思想极为浓厚的中医学里，"苗"是可以大有作为的关键时期。

从古人用火的历史经验里，中医知道燎原烈火不仅不能烧饭，也不能取暖、照明，只能造成危害。所以，对人类有用的火，只能是"火苗"，或者叫"火种"。因此，《内经》说："少火生气，壮火食气。"少火就是可以控制的火，是可以利用来照明、取暖、熟食的有用之火，而燎原烈火则是有害的火。

所以，中医的人痘疫苗叫"时苗""熟苗""旱苗""水苗"，总之都是疫苗，而不是叫"疫毒"。

当然，中医把人痘疫苗吹在鼻孔里，而不是最先创造"划痕法"，也有可能与其"身体发肤，受之父母，不敢毁伤"的观念有关。

中医原创"免疫技术"很艰辛

我国古代医籍上见到有关天花的确切记载，始于晋代葛洪（281—342）的《肘后备急方》（公元342年），书中第一次描写了天花的症状及流行情况。书中这样写道："比岁有病时行，乃发疮头面及身，须臾周匝，状如火疮，皆戴白浆，随决随生，不即治，剧者多死。治得差者，疮瘢紫黑，弥岁方灭，此恶毒之气。"近人根据书中"以（东汉）建武中于南阳击虏所得，乃呼为虏疮"的记载，认为此病大约是在公元1世纪传入我国，因战争中由俘虏带来，故名"虏疮"。

清代朱纯嘏《痘疹定论》（公元1713年，康熙五十二年）一书中记载有这样一则故事：宋真宗时（11世纪）的宰相王旦，一连生了几个子女，都死于天花，待到老年又生了一个儿子，取名王素，王旦担心儿子重遭不幸的病害，于是招集了许多医师来商议，请他们提供防治天花的方法。当时有人提议，说四川峨眉山有一个"神医"，能种痘，百无一失。丞相王旦立即派人去请，一月后，那位医师赶到了汴京。医师对王素做了一番检查后，摸着他的头顶说，这个孩子可以种痘，次日即为他种了，第七天小孩身上发热，十二天后种的痘已经结痂。据载这次种痘效果很好，后来王素活了六十七岁。这是我国医籍上有关种痘的最早记载。

当然，还有的传说种痘起于唐代，是否属实难以论定。如在1884年武荣纶与董玉山合撰的《牛痘新书》中写道："考上世无种痘诸经，自唐开元间，江南赵氏始传鼻苗种痘之法。"

此前，明代郭子章《博集稀痘方》（公元1557年）、李时珍《本草纲目》，记载了预防天花的方法。虽然这些方法的实际效用如何尚未得到证实，但是，它表明历代古人曾经不懈地寻找防治天花的方法。经过长期的摸索与多方面的临床实验，终于找到了行之有效的人痘接种法。

明末喻昌的《寓意草》（公元1643年）记载有北平种痘的医案。10年后的清顺治十年（公元1653年），董含的《三冈识略》中又记载安庆的一位姓张的医师，传习种痘术已有三代，其法取患儿的稀痘浆贮于小瓷瓶内埋在土内待用，使用时将所贮浆染衣，使小孩穿着，三日萌芽，五日痘长，十日痘萎。这是清初人记录种痘的最早文献。公元1681年，清政府曾差专人迎请江西医生张琰，为清朝王子和旗人（贵族）种痘。

公元1695年张璐的《医通》中记有痘浆、旱苗、痘衣等法，并记述种痘法"始自江右，达于燕齐，近则遍行南北"。由此可见，到了17世纪种痘术已推广到全国，而且技术也相当完善了。

清俞茂鲲《科金镜赋集解》（公元1727年）中，记载了他了解到的种痘的可能年代："种痘起于明朝隆庆年（公元1567—1572年），宁国府太平县，姓氏失考，得之异人丹传之家，由此蔓延天下。至今种花者，宁国人居多。"从此以后，我国典籍累见有种痘的记载。

据张琰《种痘新书》（公元1741年）说："经余种者不下七、八千人，屈指记之，所莫救者，不过二三十耳。"可见当时种痘术已有相当高的水准了。

清吴谦等编著的《医宗金鉴·幼科种痘心法要旨》（刊于乾隆七年，1742年），对于种痘技术进行了概括总结，介绍有四种痘法。①痘衣法：把天花患者的内衣给接种者穿上，以引起感染，这是最原始的方法。②浆法：取脓疱的浆，用棉花沾塞被接种者的鼻孔。③旱苗法：把痘痂阴干研末，以银管吹入鼻孔。④水苗法：把痘痂研细并用水调匀，以棉花沾染塞入鼻孔。书中分析了这四种方法的优劣："水苗为上，旱苗次之，痘衣多不应验，痘浆太涉残忍。"

《幼科种痘心法要旨》对种痘要旨、选苗、蓄苗、天时（指种痘季节）、择吉、调摄、禁忌、可种、不可种、水苗种法、五脏传送之理、旱苗种法、痘衣种法、痘浆种法、信苗、补种、自出、治法等共十八个专题作了介绍。其中如"蓄苗"一节，指出："若遇热则气泄，日久则气薄，触污则气不清，藏不洁气不正，此蓄苗之法。"又说："须贮新磁瓶，内上以物密覆之，置之洁净之所，清凉之处。"足见当时对于痘苗的接种与保存已经取得不少成熟的经验了。

早期的种痘术，采用的是天花的痂，叫作"时苗"，实际上是以人工的方法使接种者感染一次天花，这种疫苗的危险性比较大。我国在种痘的过程中，逐步取得了选择苗种的经验。

清代郑望颐在《种痘法》中主张用"苗性和平"的痘痂作苗，叫做"熟苗"，这类疫苗的毒性已减，接种后比较安全。

同时代的俞茂鲲又指出，苗种递传愈久愈好。

朱奕梁《种痘心法》进一步指出："良由苗种愈久，则药力之提拔愈清，人工之选练愈熟，火毒殆尽，精气独存，所以万全而无患也。若'时苗'能连种七次，精加选练，则为'熟苗'。"这种通过连续接种和选练多次来减低痘苗毒性的方法，是合乎现代科学原理的。

免疫技术造福于整个世界

清康熙二十七年（公元 1688 年），俄国首先派医生来北平学习种痘及检痘法。据史籍记载："康熙时俄罗斯遣人至中国学痘医，由撒纳特衙门移会理藩院衙门，在京城肄业。"这是文献上记载的最先派医生来我国学习种痘的国家。

18 世纪，我国的人痘接种术由俄国传至土耳其，英国驻土耳其大使蒙塔古（M. W. Montague 1689—1762）夫人玛丽在君士坦丁堡看到当地人为孩子种痘以预防天花，效果很好，颇为感动。由于她的兄弟死于天花，她自己也曾感染此病，因此，她决定给她的儿子接种人痘。此后，发源于中国的种痘术，传到了英国。1796 年詹纳改良种人痘，变为种牛痘。

公元 1744 年，杭州人李仁山去日本九州长崎，把种痘法传授给折隆元、堀江元道二人。乾隆十七年（公元 1752 年），《医宗金鉴》传入日本，于是种痘法在日本也流传起来。

1721 年，天花被从西印度群岛带到波士顿，牧师马瑟把他所知道的人痘接种术情况告知波士顿有关人员，这样美国也有部分人接受了人痘接种法，如博伊尔斯顿医生就很快给他的儿子及其他儿童实施了人痘接种。天花流行之后，波士顿市政管理委员会统计表明，种痘者死亡率仅为2%，而自然染病死亡率为14%。但此后法律对人痘接种法的认可几经波折。独立战争时期，鉴于军队反复流行天花，华盛顿政府于1777年2月发布命令，要求所有部队实施人痘接种。这是詹纳发明牛痘接种术前20年的事。

英国科技史家罗伯特·玛格塔在《医学的历史》中说："古代中国人懂得将脓胞结痂研成粉末吸入鼻腔，用来预防天花，在历史上是他们首先做到了这一步。"

德国历史学家卡尔格·德克尔在《医药文化史》中也说："在中国古代医学中，预防疾病占有十分重要地位……那时的中国人已经懂得把研磨好的天花痂吹入鼻黏膜来预防更严重的天花。"

上述分析表明，种人痘预防天花，有可能出现于我国宋代，并且长期在民间流传，然后传向世界。这项科技发明绝不是轻松得来的"偶然事件"，而是长期科学探索的必然结果，中国人民为了这项科技发明，曾经付出过生命的代价，明代周晖的《金陵琐事剩录》就记载了陈评事之子死于种痘。因此说，种痘是中医科学文化孕育的千万朵鲜花中的一朵，是无数宝贵果实之中的一个。

孟庆云先生说："清代两江总督曾国藩也曾为江宁（今南京）痘神庙提联：'善果证前因，愿斯世无灾无害；拈花参妙谛，惟神功能发能收。'他也认识到，种痘和消灾，是一个前因后果的免疫过程。由于种痘术，中国在明代有李氏编有《免疫类方》，创立'免疫'一词，沿用至今。"

总之，通过历史回顾，我们看到是中医学向世界贡献了免疫学的思想，贡献了可操作的实用免疫技术"疫苗"；欧洲科技工作者、医学家引进吸收了中医的技术，进一步创新推广，才使人类控制住了传染病的大流行；进一步的原理认识，则是今天尚未完成的历史使命。

中医的外感热病学说，一直处于发展创新的过程之中。新中国成立前许多中医学家运用中医热病理论，指导传染性、感染性疾病的诊治，都取得了很好的疗效，其中既有实践方面的发展，也有理论上的进步。上海祝味菊善用附子，章次公以强心之药济危困，朱良春先生以瘟病表里和解丹和三黄丸治疗登革热，办震旦医院治疗霍乱等，这样的例子不胜枚举。

中华人民共和国成立之后，中医曾经处于被歧视、被限制的境地，共产党和政府纠正了错误的中医政策之后，很快就出现了中医发展的大好局面，中医治疗乙脑的良好效果，震惊了世界。

郭可明治乙脑震惊世界

流行性乙型脑炎（简称乙脑）是一种由蚊子传播的烈性传染病，叮咬过患者或病畜的蚊虫再叮咬健康人时，将一种嗜神经性病毒染入体内，使大脑神经系统受到侵害，出现高热、剧烈头痛、呕吐、意识障碍、抽搐等症状，病况与日俱增，经过 10 天左右，轻者向愈，重者丧生，存活者中将有 7% ~ 20% 的人留下精神失常、失语、痴呆、偏瘫、智力下降等后遗症。

中华人民共和国成立初期，人民政府把防治各种传染病作为卫生工作的重点之一，一方面采取各种预防措施，一方面积极组织有关的科学研究工作。著名医学科学家钟惠兰、储福棠，微生物学家黄祯祥等，都在流行性乙型脑炎的临床研究或病因研究方面做出了重要贡献。乙脑疫苗的研制成功，为进一步开展实验研究和临床预防工作发挥了重要作用。但是，"从发现该病的地区来看，仍略有扩展趋势。人民群众特别是小儿，仍未解除这种可怕的威胁。防止流行性乙型脑炎的危害，已成为我国医药卫生问题上一大迫切需要解决的问题"。流行性乙型脑炎是1952年中央人民政府卫生部规定的22种传染病之一。一旦发现这种病例，一般公立医院、私人开业医师以及普通群众，都必须立即报告卫生行政机关，把患者送入传染病治疗机构进行专门的隔离治疗，同时对发病所在地进行严格消毒，以防蔓延。

然而，专门隔离治疗的效果并非令人满意，北京中央医院（现北大人民医院）西医专家高崇基指出："西医对流行性乙型脑炎的治疗，没有针对病原的特效药物，只是面对这种严重的病状施用一般的对症疗法，高热就用冰枕，头部敷冰袋，温水或酒精擦澡，冰水灌肠，发汗药或退烧药物，但是这些处置并不能使脑炎的高热有效地降低；抽风就给镇痉药物，严重的病人也不能终止发作；对脑炎病人的昏迷，根本无办法解救，只能针对呼吸和循环衰竭给予输氧和兴奋呼吸或循环之药物；防止并发症可给予抗生素类药物，以及安装胃管鼻饲输入饮食水分和药物，其他则是护理方面防止褥疮，尿便处理——总之西医对脑炎的治疗不是主动的根本治疗，而是侧面的治标方法，并不能达到所期的效果，很多的重病人仍不免遭到死亡的侵袭，血浆疗法及免疫血清疗法，虽可降低一些病死率，但从治疗观点上仍难使人满意。"

以发热为重要特征的外感病，几千年来一直是历代中医学家研究的重点课题，《内经》中的"热病"、《伤寒论》中的"伤寒"、《温疫论》中的"瘟疫"、《温热论》《温病条辨》中的"温病"等，都包含了多种急性传染病。虽然中医古籍中不曾有流行性乙型脑炎的记载，但书中对"暑温""暑风""伏暑""暑厥"等病的描述，与乙脑的发病季节和临床表现极为相似。中医温热病里所说的暑温，虽然不能指定就是流行性乙型脑炎，但至少流行性乙型脑炎应该包括在中医的暑温之中。中医治疗温病的丰富经验是值得借鉴的，但是这一点开始并没有引起人们的注意。中医医生们听到乙脑这种从未听说过的烈性传染病，一开始也不敢用治疗温病的传统方法进行治疗，只是在党的中西医结合方针得到初步落实后，中医被请进公立医院，才有机会在西医明确诊断和配合治疗的情况下，大显身手，征服乙脑这种烈性传染病。

卫生部部长助理郭子化在 1956 年中华医学会第十届会员代表大会上介绍说："1952 年 8 月济南市山东省立医院曾有 6 例流行性乙型脑炎由中医治愈，但当时并未引起各方面的注意。而有组织有领导的在中西医密切配合下由中医主治流行性乙型脑炎则是在 1954 年毛主席对中医工作指示后从石家庄市传染病医院首先开始的。"

1954 年石家庄市传染病医院中医治疗乙脑取得了举世瞩目的成绩。石家庄市开业中医郭可明，于 1954 年积极响应党的号召，放弃私人诊所，进入石家庄市传染病院参加工作。乙脑流行期间，他在石家庄市传染病院和石家庄市卫生局领导的支持下，开展了中医药治疗乙脑的工作。其治疗方法主要是解毒、清热、养阴，并忌发汗、忌泻下、忌利尿、忌用辛燥刺激等兴奋药，忌用冰袋冷敷等；所用方药则是以白虎汤为主，重要药物有石膏、全蝎、蜈蚣、犀角、羚羊角、安宫牛黄丸等，一般患者服药后能在短期内退烧，1 ~ 2 周痊愈出院，很少留有后遗症，半数以上属极重型病例的 34 例"乙脑"患者，经用中药治疗竟然全部获愈！

这一消息在乙脑死亡率高达 30% ~ 50% 的当时，对整个医学界犹如一声惊雷！

中央卫生部对中医治疗流行性乙型脑炎的问题十分重视。从北京等 7 个城市选派了 17 名有多年在传染病院工作经验的西医到石家庄市传染病院进修学习，并于 1955 年春派遣工作组前往石家庄市调查 1954 年中医治疗乙脑的情况。"但由于调查组的某些同志思想不纯，在那富有政治意义和科学事实的面前，不是用积极的负责态度，从政策思想和辩证唯物主义的科学态度出发，诚恳地搞清事实和协助解决问题，而是一味地挑剔这不是，那也不是，甚至提出'是否是流行性乙型脑炎'的'怀疑'，来企图否定一切。"最后这个调查组并没有得出可信的结论。

1955 年 8 月，卫生部决定重新派遣视察组，实地考察中医治疗流行性乙型脑炎的情况和当地举办的中医治疗乙脑训练班的教学效果。视察组由卫生部部长助理郭子化负责，由北京中央医院、北京医院、北京市儿童医院及卫生部抽调的 2 名中医和 4 名西医组成，他们 8 月 17 日抵达石家庄，通过座谈、访问、听汇报、临床观察等各种形式进行了深入的考察。

视察组成员、北京中央医院西医高崇基回忆说："我们看到了石家庄市传染病医院里中医治疗的 10 名流行性乙型脑炎的病人，他（她）们都很安详地住在病房里，有的尚在恢复，有的已经开始练习活动了，他们都是非常高兴。但是当时住院时的严重情况，由于高烧和神志昏迷的缘故，他们自己却是不知道的；家属们告诉我们说：'来的时候已经不行了，什么事都不知道了，要不是到这里来治，人就算完了……'言际笑容满面，喜形于色，足够证明住院当时病人情况的危笃，和如今两种不同的心情了。""有的同志怀疑到诊断是否正确的问题，和治疗效果是否肯定的问题，我们翻阅了 1955 年中医治疗的病案（石市传染病医院），并在临床观察了 10 例病人，访问了医院的工作人员及病人家属，以及治疗脑炎短期训练班学员们的座谈。我们有根据地说，在临床诊断上流行性乙型脑炎是确定的，中医治愈率的统计结果也是肯定的。首先石家庄是乙型脑炎的流行区，发病季节又与乙型脑炎相符合，年龄性别上又不专限于某些个别情况，症状表现及身体检查神经系统症状都和乙型脑炎相同；化验检查方面，血液、脑脊液检查及血清学检查，也不例外地都证实了乙型脑炎的诊断。"

截至 8 月 22 日，1955 年度石家庄市传染病医院中医治疗的 20 例乙型脑炎中，治愈者 17 例（包括重型和极重型者 9 例，轻型者 7 例），死亡者 3 例（一例因并发中耳炎败血症未兼治而死亡，一例因治疗过晚而死，一例死因未明）。总结 1954 年 34 例、1955 年 20 例乙脑病例，治愈率分别为 100% 和 90% 以上，"这样卓越的疗效，在近代医学中对流行性乙型脑炎的治疗效果上，无出其右者。"

另外，北京预防医学科学研究工作者还前往石家庄市传染病医院，从 4 例乙脑死亡患者的脑组织中分离出 4 株乙脑病毒，诊断得以进一步确定。后来采用了取自高顺生脑组织的一株病毒进行培养，并以"高顺生"名字命名，一直被制备"乙脑"疫苗所应用。

1955 年 9 月 2 日，中华人民共和国卫生部召开扩大部务会议，听取视察组关于石家庄中医治疗流行性乙型脑炎疗效的视察工作汇报。被邀请参加会议的有苏联专家、在京的中西医学专家和北京各医院的负责人等。"会议确认了中医治疗流行性乙型脑炎的显著疗效，并做出决定：卫生部责成凡是有流行性乙型脑炎发生的地区的卫生部门及医院必须学习和推行这种疗法。"

在 1955 年 12 月 19 日中医研究院成立典礼大会上，石家庄流行性乙型脑炎治疗小组同重庆市痔瘘医疗小组、唐山市气功疗法小组以及治疗血吸虫病药物"腹水草"的贡献者，一起受到卫生部的表扬，并接受了卫生部颁发的奖状和奖金。

此后，河北省卫生厅组织编写的《流行性乙型脑炎中医治疗法》印行，郭可明也专门撰写了回答许多中医同道询问石膏用法诸问题的文章，并在《中医杂志》上发表，先生还曾经受到毛泽东主席的接见。石家庄中医治疗乙脑的经验开始在全国乙脑流行地区推广。

蒲辅周再次创新依靠辨证

1956 年 7 月至 8 月初，北京市发现了少数流行性乙型脑炎患者，在西医诊断和输氧、注射青霉素预防并发症等必要措施的配合下，根据石家庄的经验直接以中医治疗，效果很好。

北京市儿童医院在此期间共收治乙脑患者 25 人，结果 23 人治愈。但是，8 月 5 日以后，发病人数骤然增多，2/3 以上患者为 10 岁以下儿童，病势比较急重。"有人忽视了随证施治的原则，生搬硬套石家庄市过去使用的成方来治，结果，治疗效果较差。有些患者服药后，高热不退，甚至病势加重，或产生腹泻症状。这时，某些人就对用中医治疗流行性乙型脑炎的方法发生怀疑，说是'石家庄经验不灵了'。对流行性乙型脑炎又产生了束手无策之感。"

在这种新的情况下，许多乙脑患者的生命受到了严重威胁，同时，经卫生部先后两次派遣调查组才充分肯定了的石家庄中医治疗乙脑的经验也受到了严峻的考验。卫生部和北京市卫生局了解了这一情况后，立即采取紧急措施，陆续调配了一批中、西医、药、护理人员，增强治疗力量。卫生部指示中医研究院抽调十余位经验丰富的中西医医生组成治疗脑炎工作组，支援北京市的治疗工作。著名中医蒲辅周也参加了工作组的治疗和研究。

中医研究院脑炎工作组经过调查北京市传染病院和儿童医院8月5日以后治疗乙脑的情况，认为某些中医医生没有注意到多数患者的病情有"偏湿"的现象，忽视了随证施治的原则，是使某些治疗不够顺利的重要原因。

中医研究院脑炎工作组对乙脑的中医辨证施治问题做了具体详细的分析，指出："根据历代医家的大法，石家庄把治疗流行性乙型脑炎的经验归纳为清热、解毒、养阴三个方策，随证施治，灵活处方，这个方法是正确的。这些方法，是以历代中医治'温病'的方法为根据的。温病有不同的类型。流行性乙型脑炎虽然病原相同，但因患者体质不同以及气温、季节等对患者影响的不同，患者的病变也有差异。其中有'偏湿''偏热'之分。'偏湿'的即'湿胜于热'的，病状的特征是高热无汗、渴不思饮、舌苔白腻或黄腻，脉象沉濡弦数，腹泻。'偏热'即'热胜于湿'，特征是高热有汗、大渴引饮、舌苔黄燥、脉浮滑洪大。对这两种病型，治疗步骤也应有不同。今年立秋前后，北京地区阴雨较多，天气湿热，这也影响到流行性乙型脑炎患者，大多数患者有'偏湿'的现象。而根据记录来看，石家庄过去一两年所治的流行性'乙型'脑炎病例，'偏热'的较多。因此，今年北京某些中医沿用石家庄的成方来治疗病情'偏湿'的患者，过早地使用清凉苦寒药物，结果是'湿遏热伏'，效果不好，甚至造成患者外闭内脱的现象。至于其中有一部分患者，初起时有脉浮洪、舌黄燥、高热有汗、大渴引饮等这些'偏热'的现象，用清凉苦寒药来治疗，效果仍是很好的。"总之，并"不是'石家庄经验灵不灵'的问题，而是运用这些经验得当不得当的问题"。工作组指出："对北京市今年的流行性乙型脑炎患者，必须认真研究病情的特点，随证施治。对'偏湿'现象的患者，首先要服用宣解湿热和芳香透窍的药物（如鲜藿香、郁金、佩兰、香薷、川连、鲜荷叶等）。"

工作组主要成员蒲辅周撰文指出："两三年来，中医对于流行性乙型脑炎，已经有了一定的认识，也能够掌握在治疗上的一些基本方法，即是了解了脑炎是一种热性病，属于中医温病的范畴，运用中医治疗温病的方法来治疗脑炎，就能够取得效果。从1954年起，石家庄传染病医院的中医师们所取得的经验和去年各地吸取这个经验的效果来看，都非常正确。但是，如果我们运用不得当，掌握不确实，任何好的经验都会发生毛病，因此我体会到：石家庄的经验，既然出于温病学，我们就不该不揣其本而齐其末的只在验方、效方上着眼，而是应该从温病学里面来研讨。"蒲辅周指出，明清两代温病学名家的温病学著作对流行性、传染性疾病的治疗树立了规范，当代中医遵循这些规范能够找出治疗流行性乙型脑炎的途径，"但是不等于说已经具备了治疗脑炎的特效方或者已经有了特效药。（这一点不是办不到，也正是我们所追求的，不过目前还不可能。）即以辛凉重剂的白虎汤而论，有它的适应证，也有它的禁忌证，一切方药都是如此，全在于用之得当与不得当。至于如何才是得当，就必须掌握中医治疗上的一些原则了，我们处理任何疾病，都离不开三因、四诊、八纲、八法，处理脑炎更应仔细，不如此不能认辨错综复杂的病情；不掌握病情，不能发挥治疗上的效果。中医治病的特点，是要根据不同的具体情况，做到同病异治，异病同治。各种不同的气候环境会产生各种不同的发病因素。各人不同的禀赋体质，会产生各个不同的感受，若干不同的方药，供我们运用来分别处理。说来很复杂，其实很简单，能够掌握辨证施治的原则，就能够执简驭繁。根据病的表里虚实，来确定药的先后缓急，是一切治疗上的关键问题，吴鞠通说他的《温病条辨》'是书着眼处，全在认证无差，用药先后缓急得宜'。数十年来的临床工作，使我深刻地体会到：要做到认证无差，还需要不断地钻研和学习"。

中医研究院脑炎工作组8月下旬在北京使用他们所说的方法治疗了一部分乙脑患者，效果显著，不少危重患者转危为安。有的患者最初连服大量石膏、犀角、羚羊角等寒凉药物，反而高烧不退，病势不减，而当及时改用宣化利湿、芳香透窍的药物后，病情则很快好转。他们的正确认识得到了实践证明。

中医研究院脑炎工作组的学术见解引起了北京市各医疗单位和卫生行政领导机关的高度重视，在工作中逐步被推广，引起了人们的进一步研究。从此中医界开始强调，中医治疗流行性乙型脑炎必须遵循"随证施治"的原则，不能按照"一方一病"的思路将某地的具体经验生搬硬套。

在1964年乙脑开始流行之际，《中医杂志》第7期连续发表了数篇介绍乙脑辨证治疗经验的文章，如"对流行性乙型脑炎发热、痉厥、昏迷的临床证治体会"、"辨证论治对兼湿类型乙型脑炎的治疗效果"、"参加流行性乙型脑炎治疗工作的点滴体会"等，这表明经过几年的临床研究，中医对流行性乙型脑炎的认识日益深刻，治疗经验不断丰富。如著名中医方和谦在文章中指出："1955年石家庄治疗脑炎，发病偏于暑温证型者较多，而1956年北京市的发病又多夹湿邪，湿热为浊之患；去年我们参加本病治疗时，发现患者又偏于表邪闭郁，无汗喘促者为多，入院的危重患者，常先伤于肺气之化原（呈呼吸衰竭状态），而不同于前数年的心神内闭，内闭外脱症（心力衰竭状态），所以在医疗处理上就采取了透表达邪、清热解毒的治法，每收到预期效果。"

中医治疗流行性乙型脑炎的卓著疗效是举世公认的，这一成绩首先是中国传统医学的成绩。但是，这一成绩，是在西医的辅助治疗和科学护理的密切配合下取得的，如果不是请中医进医院工作，乙脑患者被收进专门治疗传染病的机构隔离治疗，中医则不可能有用武之地；散在的开业中医即使有机会在辨证施治原则指导下治疗乙脑，也不可能单独取得如此显著的疗效。正如重庆市第一中医院的"流行性乙型脑炎中医治疗方案初稿"一文所说："必须指出：①中医对脑炎的疗效为什么能有这样高？它是与西医的抢救（如输氧、鼻饲、强心等）、正确的诊断、精密的观察、科学的护理分不开的；②获得这些成绩，并不是使我们可以自满，而是通过脑炎的治疗，让我们进一步认识到诚如四川卫生厅给我们指出的：'通过这次中西医之间的合作，使工作得到顺利地进行，使该院中西医医护人员深深地体会到只要依靠党的领导，遵照党的政策办事，治疗总以救人第一，不固执个人成见，取长补短，互相交流经验，这样不仅在中西医合作工作中能克服困难，同时为中西医共同整理祖国医学也开辟了一条广阔的道路'；③也诚如河北省卫生厅厅长段惠轩同志所指出的，介绍和研究中医治疗脑炎的经验，也并不是减轻西医治疗脑炎的责任。中医和西医应该团结起来，彼此学习、帮助和合作，共同做好脑炎的防治工作。"所以，中医治疗乙脑经验的总结和推广是中西医结合临床研究的一项重要成果，这一点是必须予以强调的。

　　中医治疗乙脑的成功经验，对西医学习中医无疑是一种极大的鼓舞。如吕维柏回忆说："郭子化同志发表的石家庄中医治疗乙型脑炎成就的报告，给了我极大启示。这一报告治愈20例的事例，有'清热、解毒、养阴'的中医理论，而且有权威性，是部长助理率领中西医视察组经实地调查后写出的，再加上听了石家庄市卫生局袁以群同志在中华医学会所做的学术报告，许多数字材料都使我认为这一结论是可信的。由此想到，中医学真的有这样高的疗效，哪有什么不值得学的呢？因而当领导上来动员我参加西学中班时，我毫不犹豫地报了名。"

　　在中医治疗"乙脑"的临床研究工作中，突出地显现了依据西医诊断的"病"来肯定和总结中医疗效的方法与中医传统的辨证施治原则之间的矛盾，从而显现了西医辨病与中医辨证相结合的必要性和重要性，为后来的中西医结合临床研究工作提出了一个重大课题。

流行性出血热中医显神威

　　流行性出血热是由病毒引起的一种传染性疾病。临床有发热、出血、低血压、肾脏损害等主要表现。鼠类（主要是黑线姬鼠）是流行性出血热的主要传染源，其传播途径可能是通过螨类传播。也就是螨类吸带有病毒的鼠血后，又吮吸人体血液，而导致病毒传播给人；也可能通过直接接触带毒鼠类的排泄物或吃了被带毒鼠类排泄物污染的食物或水而感染；如果吸入带毒鼠类的排泄物污染的尘埃，也会通过呼吸道感染。

按照 1981 年全国流行性出血热防治科研座谈会的 7 项标准：①流行病学资料；②感染中毒症状；③毛细血管中毒症状；④渗出体征；⑤肾脏损害；⑥血象；⑦典型经过，结合本地及邻县流行性情况与发病季节，以及临床表现及实验室检查等，可对流行性出血热进行诊断。

有的中医认为其病因是感受瘟邪疫毒致病，进而酿生热毒、瘀毒、水毒，"三毒"几乎贯穿于病变的整个过程，发热、低血压休克期以热毒、瘀毒为主；少尿期以瘀毒、水毒为主；多尿、恢复期则以正气亏虚，余毒未清为主。因此，治疗时应当辨证论治，主要以清瘟解毒类方药加减应用。也可以根据现代药理研究，选用具有抗出血热病毒作用的特异性药物，以加强针对性；同时根据各个病期的不同病理特点，辨证采用相应治疗大法，结合具体病情，有主次地综合应用。

我们在互联网上检索"中医治疗流行性出血热"，可以检索到大量的论文资料，大多都是几十例患者的临床治疗总结报道。有的设有对照组，有的则是单纯中医、中西医结合治疗的临床统计资料。

邓铁涛先生在《论中医防治非典》这一篇文章中说："1956年石家庄流行乙型脑炎，师仲景法用白虎汤疗效超世界水平，并不因为中医无微生物学说而束手无策。1957 年北京乙脑流行，白虎汤效果不明显，蒲辅周用温病之法，疗效又达 90%。1958 年广州流行乙型脑炎，我曾参加救治，为暑热伏湿之证，凡舌苔转厚者必不死，暑湿得外达故也，统计中医之疗效亦达 90%，且无后遗症。20 世纪 60 年代广东麻疹流行，番禺等地麻疹肺炎死婴不少，我校医疗队所到之乡村，用透疹清热之法，死亡病例便被制止。广州 20 世纪 60 年代亦曾流行流感。用吴又可法'达原饮'

又收到良好的效果。国家七五攻关科研项目'流行性出血热之研究'，亦显示了中医在治疗急性热性传染病的成果：南京周仲英研究组治疗 1127 例流行性出血热，中医药组治疗 812 例，病死率为 1.11%；西医药对照组治疗 315 例，病死率为 5.08%，中医药组治疗效果明显优于对照组（P<0.01）。江西万有生研究组治疗 413 例，中医药组 273 例，病死率为 3.7%；西医药对照组 140 例，病死率为 10.7%，中医药组疗效优于对照组（P<0.01）。由于时、地、人等有关条件不同，周氏、万氏的辨证论治完全不同，周氏治疗以清气凉营为主，万氏则以治湿毒法为主。此病西医同辨为病毒性疾病。按西医理论，病原相同，治法必同；但中医治疗如果两者对换，则很难取得良好的效果。所以病原体只能作为中医辨证论治的根据之一，诊治的关键在于辨证论治。"

国医大师周仲英教授长期从事中医内科医疗、教学、科研工作，尤其在疑难急症和心肺疾病方面有深厚的造诣。在临床实践基础上，他坚持科研工作，以应用研究为主，后从事心、肺、肝、肾等多系统病种的临床研究。他主持的课题"中医药治疗流行性出血热的临床和实验研究"在 1988 年获国家中医药管理局（部级）科技进步一等奖，"中医药治疗病毒性高热的临床和实验研究"在 1994 年获国家教委科技进步三等奖。共创研新药 16 种，用于所治急难症，明显提高了疗效，部分成果已转向新药研制，转让给药厂 4 种，取得显著的社会和经济效益。

20 世纪 70 年代末，流行性出血热肆虐整个欧亚大陆，其中我国是发病最多、流行最严重的国家之一，全国除青海省外，无一省幸免。在当年举国恐慌、人人为之色变的情况下，周仲瑛教授身先士卒，深入疫区，通过对上千例出血热患者的治疗摸索，率先在国内提出该病"病理中心在气营"的全新论点，并创造性地提出了"三毒"（热毒、瘀毒、水毒）学说；同时针对该病不同病期及主症特点，制定相应的治法和系列专方，充分发挥了中医辨治急重症的优势，使野鼠型出血热患者病死率从当时的7.66%，降至1.11%；特别是对死亡率最高的出血热少尿期急性肾衰患者，通过采用泻下通瘀、滋阴利水方药，使病死率降为4%，明显优于西医对照组的22%，为应用中医中药早日控制出血热的流行进行了富有成效地探索。该项研究1988年获国家卫生部科技进步一等奖，并送往苏联代表我国出血热中医治疗最高水平进行国际交流，同时被国家科委和国家经贸部选入1979～1989年中华人民共和国重大科技成果项目。

周教授认为流行性出血热主要表现为卫气营血的传变经过，并见三焦、六经之证，因此他综合温病、伤寒等各家学说，针对出血热各个病期的病理特点，制订相应的治法和方药，并通过实践提出其"病理中心在气营"的新论点。他创研具有清气凉营作用的新药，使疗效得到显著的提高；对某些感染性高热重症有卫气营血传变者，主张到气就可气营两清，阻断病情发展，邪热入里者应早予通利，从而明显提高了病毒性高热重症的疗效；对厥脱证（休克）的研究提出"气滞血瘀、正虚欲脱"为其基本病理特点，从而首创行气活血与扶正固脱合法，其创制的辨证系列注射剂，已列为国家新药开发项目；对急性肾功能衰竭的研究提出"三毒"（热毒、血毒、水毒）学说，认为"瘀热水结、阴津耗伤"是其病机、病证特点，确立泻下通瘀、滋阴生津治法，研制成泻下通瘀合剂，疗效明显高于西药对照组。在科研中重视应用现代科学方法进行较为系统的实验研究，阐明其理论实质及药物的作用机理，从而对中医理论有所创新和发展，也有助于提高中医药学术水平和临床应急能力。

万友生（1917—2003）教授是全国著名中医学家。行医执教60年，曾任卫生部全国卫生科学研究委员会中医专业委员会委员，江西中医学院内科、伤寒温病、热病教研室主任，江西省中医药研究所所长，中华全国中医学会常务理事等职，为江西中医学院教授、主任医师，是全国首批享受国务院特殊津贴的名老中医。

万教授治学严谨，研究中医内科临床证治规律数十年，学术上主张把伤寒学说和温病学说、外感热病和内伤热病统一起来，提出了一整套比较完整的热病辨证论治体系。他认为我国流行性出血热的中西医结合临床研究证明：某些地区多见瘟疫的温热病毒证，用清热解毒法的寒凉方药，疗效卓著，死亡率极低；某些地区多见瘟疫的湿热病毒证，当用祛湿清热解毒法的温清并用的方药取效，若误投以清热解毒法的寒凉方药，不但无效，反致冰伏其邪，加重病情。尤其是呈现寒疫的风寒病毒证和寒湿病毒证，当用祛风散寒、燥湿解毒的温热方药取效，若反投以清热解毒法的寒凉方药，那就有如雪上加霜，势必促致病情的危亡。这可从江西省"七五"攻关时的流行性出血热临床研究中获得证明。（详见《中医杂志》1999年第10期）

万教授试以清热解毒治法的研究为例说明：西体中用的结合者认为，清热解毒治法的清瘟败毒饮等方具有抗病原微生物等作用，能弥补西医学的不足，对急性传染病（尤其是病毒性的）有良好的疗效，因而被广泛地应用于临床。但由于只辨病，不辨证，所以有时有效，有时无效，甚至恶化病情。中医诊治急性传染病虽然也注重解毒（中医所谓病毒包括西医滤过性病毒和细菌等在内），但中体西用的结合者认为其解毒是辨证的，即应针对不同的病毒，采取不同的解毒方法，如风寒病毒证之用荆防败毒散等方温散以解毒；风温病毒证之用普济消毒饮等方清散以解毒；湿热病毒证之用甘露消毒丹等方祛湿清热以解毒；温热病毒证之用清瘟败毒饮等方清热以解毒等。这些辨证解毒剂，虽都含有抗病原微生物等作用，但并非着眼于某一特定病原体的疗法，而是着眼于患者整体的辨证疗法。必须指出，属于清热解毒法的清瘟败毒饮等方，只对瘟疫的温热病毒证有良效，而不适用于湿热（尤其是湿偏重的）病毒证。只有辨证使用，才能有利无弊。

由此可以很清楚地看出，上述两种中西医结合的根本区别在于：前者是着眼于病原个体的只辨病不辨证的病因疗法；后者是着眼于患者整体的既辨病更辨证的辨证疗法。因此，现今通行的西体中用的中西医结合，虽能弥补西医学的不足，从而丰富、发展西医学，但不符合发展中医学的要求。而只有中体西用的中西医结合，才符合发展中医学的要求，也才真正符合中医现代化的要求。

杨麦青先生以伤寒法治疗流行性出血热，按结胸证论治取得了很好的疗效。杨先生1928年10月生，吉林省长白县人，主任医师，中西医结合专业。1945年入哈尔滨医科大学，1946年入中国医科大学。1956年开始学习中医。1959年1月沈阳麻疹大流行，病死率甚高，他临危受命，被调入沈阳第一医院，频见小儿夭折，病家哀号，单纯西医药已束手无策。因与沈阳著名伤寒家陈会心老师用伤寒方抢救麻疹肺炎心血管型而力挽危亡，使病死率急骤下降，杨先生受到辽宁省卫生厅、沈阳市卫生局表扬。1950年冬在中国医科大学临床儿科，他用伤寒法救治小儿重型肺炎疗效显著。他从临床实践出发，写出"脏腑学说是中医理论体系的核心"一文，《健康报》1963年3月8日予以发表。他还就麻疹、肺炎、菌痢、肝炎、婴幼儿腹泻、再障、白血病等病种写出应用伤寒法诊治论文和"关于《伤寒论》传经和六经的假说",颇得学术界赞同。1983 年 9 月,他在沈阳传染病院组织东北三省有关研究人员用伤寒法治疗流行性出血热,获理想疗效。

对于中医原创性的外感热病理论,人们试图用西医能够理解的免疫与抗病毒细菌来解释,尽管这样做有一定的道理,但是,一旦成为"固定的说法"或者成为"不过如此"之后,或者进一步"追问"这种作用的基本物质,就容易带来中医辨治理论的退化与萎缩,带来简单化、庸俗化。

林中鹏《维护中国原创医学生存空间,抢救防治传染病科学遗产》一文说,中国原创医学对防治各种传染病的研究和贡献远不止于此。中华人民共和国成立以来的半个世纪中,中国原创医学屡建奇功,1953、1956、1959 年先后于河北、广东、北京大规模、长时间流行暴发的乙型脑炎,1988 ~ 1992 年发生于江浙、江西等地的流行性出血热,就是其中的典型:前者,中医治疗具有死亡率低、后遗症少的优势;后者,更明确显示经中医治疗的患者,其死亡率仅为西医对照组的 1/4,相差悬殊。中国原创医学对流行性传染病的防治贡献还可远溯至 1800 多年前的东汉。在不同历史时期中医均有杰出表现,各项成就有史可稽。这些成就表明中国原创医学关于流行性传染病的研究并非无足轻重的"经验",而是极其宝贵的、独立的科学知识系统。

所谓中国原创医学,是指以东方文明"整体论"为基础的医学知识体系。它与建立在西方文明还原论为基础的西方医学不同。由于西方科学 300 年来的强势发展,逐渐形成了以"还原论"作为"科学性"判据的审判庭:凡符合"还原论"者即为"科学",否则即为不科学。从此,作为弱势学术群体,包括中医在内的中国原创医学都被判定为"不科学"而失去公正的评价。

　　加强对中国原创医学关于流行性传染病防治的科学遗产的抢救还有更急迫的战略原因。由于人类行为的干扰，新病毒出现的频率越来越高：50年前，大约5年才出现一种新病毒；30年前则为3年；最近10年则又缩短为一年半。长此以往，相信不远的将来，每年有两种以上新病毒同时出现的几率将大大增加。届时，二元甚至三元病毒复合传染、流行的可能性不是没有的，单纯依靠还原论医学能负担起抗击的重任吗？众所周知，西方医学是拮抗医学，擅长针对性治疗。就目前所知对付病毒性传染病最有效的方法是疫苗。然而，以SARS为例，其流行期结束后将近一年，科学家才将29729个基因解读清楚。至于诊断学，确诊的速度和精度仍然有待提高，诊断仍然要依靠"临床诊断"。然而，临床诊断确诊的精度令人担心。

　　相形之下，作为以整体论为核心的中国原创医学并不需要了解入侵病毒结构的详细信息，只需"辨证"即可。之所以如此不同，是因为西方医学的目的是治疗人所得的"病"，而东方医学关心的是得病的"人"。后者认为虽然入侵者为病毒，但受影响的却是"人"的整体。中医的所谓"辨证"，就是"辨正"，是要辨别病毒侵入人体后人的自组织能力正常状况的偏离。所谓的"施治"也完全不同于西医，只需将偏离的人体状态调整至常态即可。至于"杀"病毒，人体自组织能力只要得到正常的呵护，一般都能胜任。由于中国原创医学在对付入侵病毒时，只需"辨证"正确，因此不必担心二元、三元乃至多元复合传染时所带来的困扰。诊断学虽不如还原论医学"精密"，却大体准确；治疗学虽然没有采取杀病毒的"针对性"措施，却保护了人类赖以生存的自组织能力。

目前，中国原创医学在对抗急性传染病方面的成就，尚不能被基于还原论为基础的西方医学所认可，但是，从整体论的角度看，中医的科学道理是能讲清楚的。最近，一位 WTO 的官员在评价印度洋大海啸所造成的经济损失时说，2003 年的 SARS 造成的损失远比前者大得多。没有人去做这样的估计：如果中医不是在 2003 年 5 月 8 日被允许介入抗击 SARS，这场灾难性的经济损失，还会扩大到什么样的程度。

我们没有必要因为有人不承认整体论的科学价值而延缓对中医原创医学防治急性流行性传染病这一科学遗产的继承和发扬。1953 年成功抗击河北乙脑流行的老中医已经仙逝了，他的业绩曾连续三次以"没有科学根据"为由被封杀；1959 年乙脑在北京地区流行时，领衔首都中医奋力抗击的名老中医蒲辅周同样也已仙逝，他留下的珍贵医案也被人认为"学不会"而被刁难，他所治疗的 167 个病例因为用了多达 98 个不同处方组合，至今仍被某些还原论医家在公开场合作为"反面教材"嘲笑、挪揄。打响抗击 SARS 中医第一枪的广州邓铁涛先生也已 100 岁高龄，他的成功出击使慌乱的人群迅速地冷静下来。和邓先生一样为抗击 SARS 骑着自行车四处奔走的温病专家刘仕昌先生已经仙逝。然而当 800 专家浩浩荡荡云集广州"总结"SARS 经验时，却假装不知道他们的存在。1988 ~ 1992 年期间，万友生和周仲英先生领衔江西和南京中医奋战于扑灭流行性出血热（鼠疫）的"战疫"中，并取得了出色成就。如今万友生先生已经仙逝，周仲瑛先生也已近 90 高龄。他们的学识，他们的珍贵经验不抢救、不推广更待何时啊！

既然我们尚不能"证明"中国原创医学治疗 SARS 是"无效"的，也不能证明中国原创医学对其他流行性传染病的临床研究是"无效"的，那么就没有理由抹杀中国原创医学对流行性传染病研究所取得的科学成就。在中国，中西医学应该有同等的发展机会。

中医治疗非典再现辉煌

2002 年 11 月 16 日中国广东佛山发现第一个非典型肺炎（简称非典）病例。2003 年 2 月 1 日是春节，2 月 3 日至 14 日广东发病进入高峰。

2003 年 2 月的广州是一个恐慌之城，不断有小道消息在城市的各个角落传播。这些消息的内容大体一致，一种致命的传染性疾病正在城市中蔓延，至今已经死亡很多人。没有人知道确切的消息，但是人们传说白醋和板蓝根可以预防和治疗这种疾病。在一个月的时间内，广东许多城市都出现了大面积的抢购风潮。板蓝根脱销，一瓶白醋甚至卖到了 200 元。

2 月 10 日，《羊城晚报》上出现了第一篇有关这种传染病的报道，报道的来源是广东省新闻办发布的新闻通稿。报道称，广东出现一种非典型肺炎，有一定传染性，要大家注意卫生，家居消毒可用食醋熏蒸。

2003 年 2 月 11 日广州市召开了新闻发布会，此时已距首发病例日 87 天。广州 6 个市的非典患者已发展到 305 例，死亡 5 人。发布会介绍了非典型肺炎的情况，这是人们第一次通过官方渠道了解非典型肺炎疫情。发布会当天公布的数字显示，截至 2 月 9 日，广东全省已经报告非典型肺炎病例 305 例。新华社当天也播发了这一消息，消息说，目前疫情已经得到有效控制，发病情况已基本稳定。在 2 月 11 日之后，尽管关于疾病控制和研究的报道不时见诸报端，但是关于疫情本身的报道却一天天少了起来。在这之后，广东的媒体开始活跃起来，人们这才知道，非典型肺炎在 2002 年 11 月就已经在佛山发现了第一例病例。在官方公布了疫情之后，广州开始进入一个相对的平静期。然而事情的发展远没有我们想象的简单，一场大的考验正悄然降临在中医的头上。

1 月 7 日，家住广州市东山的黄先生成为广州市第一例非典患者。他走进了广东省中医院急诊科，其后由于高热不退，肺部阴影明显扩大，很快被转入了医院呼吸科。呼吸科的专家在为患者做检查时发现，该患者症状与一般的典型肺炎显然有很大的不同。运用常规的治疗措施都没有取得效果，病情反而不断加重，甚至出现呼吸困难的症状。特别是接诊该患者的 7 位医生和护士在短时间内先后病倒了，而且，症状非常相似。这个病有传染性！专家们的心揪了起来。

医院领导闻讯赶来并果断采取措施：马上隔离患者，同时立即会请中西医专家。经过充分的论证，专家共同认定这是一种前所未有的新的肺炎，有很强的传染性。医院领导当机立断，成立了专门领导小组和专家小组。党委决定：在按照广东省抗击非典专家组的指导处置患者的同时，请教全国最著名的老中医，充分发挥中医药的优势，探索用中西医结合的办法救治患者。省名中医、广东省呼吸病专业委员会主委刘伟胜教授不顾 66 岁的高龄，常常亲自来到患者床前了解病情，指导用药。

黄先生入院两天高烧持续不退，专家们在认真为他检查后，调整了中药处方。"这剂药吃下去后，我马上感到舒服了很多，第二天烧就开始退了。"此后，黄先生的症状每天都有改善，19

天后，他终于康复出院了。更为明显的是被他感染入院的急诊医生和护士，康复的速度更快，5天左右便退烧了，很快就康复出院并且回到了工作岗位。

虽然初战告捷，但更大的挑战还在后头。非典显然不是一个轻易就缚的魔头。接下来，疾病开始流行，更多受到感染的患者先后被送进了医院。有的患者按中医温病学的理论来看，初期就属于卫分与气分同病，来势凶猛；有的患者，在疾病的中期突出为湿热毒盛；也有的患者，属于最危重的时期，表现为阳气与阴液都极度亏虚；有的患者，体内的阳气向外泄露，身体将要虚脱；还有不少患者，在恢复期正气已虚，而邪气深陷在体内，日久不愈。

通过观察发现，不同患者的症状有共性，但因为个人的体质不同、患病的时间阶段不同，会表现出不同的个性。因此，中医证候也因人而异，有不同的变化，而这一点与实验室的观察是一致的。

更为危险的是，各家医院都有医务人员感染，特别是在急危重症患者的抢救中，不断有医务人员倒下。面对危险和不断变化的情况，专家们毫不惧怕，进行了更加艰苦的探索。为了能够及时准确地了解病情变化和治疗后的效果，他们甚至干脆住在了医院，每天数次查房，认真查舌脉、看咽喉、听心肺、观察分泌物和大小便。有人在抢救中受到感染病倒了，新的医务人员立即加入，前赴后继，毫不退缩！

全国著名的老中医们不约而同地建议：收集第一手资料，认真加以研究，并强调一定要做证候群的调查。根据传统中医学的理论，老专家们推测这类疾病属于伏气温病。所谓伏气，就是指内有伏邪，在外因诱发下而发病，正所谓"冬伤于寒，春必病温"。从 1 月 15 日开始，广东省中医院年轻医生制定了临床观察表，对每一例非典患者的病情变化进行登记，建立了证候数据库。

无论何时，一闲下来，徒弟们就纷纷打通自己老师的电话，就观察到的情况和问题及时向远在异地的老师汇报，向他们请教询问。全国名老中医焦树德、朱良春、周仲瑛、路志正、陆广莘、晁恩祥等也都加入了智囊团。

2 月 24 日，一位克隆氏病合并肠梗阻的急腹症患者紧急送进了二沙岛分院急诊科。外科手术非常顺利，但患者的其他表现却让医生们吃了一惊：高热不退，肺部病变迅速扩大，是非典而且是重症患者！随后患者被紧急送进了 ICU。专家们集中床前，紧急抢救。此时患者出现了手撒口开、四肢冰冷的阴厥症状。"用苏合香丸！"老专家朱良春一语道破。服药之后患者四肢很快回温了。3 月 20 日，这名 77 岁患者在医务人员的努力下，奇迹般地康复出院了。而就在这种抢救的过程当中，现代医学与传统的中医学之间也仿佛骤然打开了相互交通的大门。一例患者抢救中出现心动过缓的症状，注射几种强心药物未能奏效。"上参附注射液！"而此时的患者不正符合中医辨证的阳脱吗？参附汤合并血府逐瘀汤适合，专家果断下令，随即用药，果然取得效果。

然而，更加严峻的考验却接踵而来。随着一批急危重症患者的进入，一场与死神赛跑的战斗开始了。在 ICU 病房里，最多的一天就有十几个患者带上了呼吸机。患者无法呼吸，部分患者出现紫绀及出血症状，生命垂危！医护人员奋不顾身地采用一切最好的办法进行抢救，插管、吸痰，激素、营养源源不断输入患者体内。

吕玉波院长亲自坐镇指挥，中西医专家共同战斗在患者最危险的时刻。西医按照广东省治疗非典专家小组的指导意见，组织国内著名专家会诊，共同制定治疗方案，积极开展抢救。中医也不断对症下药及时处理：呼吸衰竭，五虎汤加葶苈子泻肺平喘；四肢冰冷，大剂量的参附汤回阳救逆；热入营血，采用犀角地黄汤（犀角以水牛角代）清热凉血。中医的辨证论治与现代医学最先进的设备与技术紧密结合，共同抢救危重患者。

在与非典的战斗中，广东省中医院共收治了112例非典患者，占当时广东省全部患者的十分之一。按照卫生行政部门颁布的标准，77%的患者属于重症患者，将近40名患者使用过呼吸机。除7例由于年纪较大或有各种基础病的患者死亡外，其余105例全部康复。该院的专家结合中西医两方面的优势，特别在中医全方位、全程参与救治过程中，交出了一份沉甸甸的答卷。他们根据临床症候特点形成了一套中西医结合治疗非典方案，该方案有4份，每一份都数易其稿。他们把稿子传真给异地的老师进行修改。方案按照其发病过程，分成早、中、极、后4个时期，中医辨证9个证型，中医基本处方10个，此外还有大量的随症加减的经验。这是一套集合了全国著名中医专家建议的方案，是凝聚了广东省中医院临床医生心血的方案。此外，在这场战斗中，该院有51名医务人员受到感染，叶欣护士长于3月25日以身殉职。经过努力，他们取得了平均退热时间为6.14±3.64天，平均住院天数为19.04±8.78天的良好疗效，被世界卫生组织专家称之为治疗非典退热时间和住院天数最短的纪录。

世界卫生组织（WHO）随后通过ProMED向全球发出了简短的警告，内容为中国广东有305人罹患急性呼吸综合征（ARS）。

燎原北上邓铁涛上书中央

记者郑灵巧在 2003 年 2 月 14 日的《健康报》上，以"非典型肺炎没什么可怕"为题介绍说，发病仅限于广东地区，板蓝根白醋预防未必有效，注意个人卫生防护是良方。并说，中国疾病预防控制中心病毒病预防控制所专家，从现场采回了标本，并组成了强大的班子，现已经开始对病原进行培养、分离与鉴定。

2 月 18 日，国家疾病控制中心宣布病原为非典病原体。根据是中国疾病预防控制中心病毒研究所从两例尸解标本中发现一种包含体，判断为衣原体。广东省专家组成员一致认为，不能简单地认定衣原体就是唯一的病原。

记者郑灵巧在 2003 年 2 月 19 日的《健康报》上，以"广东部分地区非典型肺炎病因基本查明，肇事元凶是衣原体"的醒目标题，介绍说："记者昨天在卫生部获得消息，经中国疾病预防控制中心和广东省疾病预防控制中心共同努力，查找致病原的工作进展顺利。中国疾病预防控制中心病毒病预防控制所专家，通过电子显微镜观察发现，死于本次肺炎病人的两份尸检肺标本上，有典型的衣原体的包含体，肺胞浆内衣原体颗粒十分典型。"

就是这个"十分典型的"衣原体颗粒，造成了人们的盲目乐观，也使卫生部领导的决策紧跟着乐观起来。乐观可以减轻恐惧的心理影响，但是不切实际的乐观往往使人看不见将要面临的巨大危险、意识不到将要面对的严峻挑战是怎样的艰苦，进而错失良机，铸成大错。

衣原体是什么东西呢？记者说："据了解，衣原体是一种在真核细胞内寄生的原核微生物。某些衣原体曾经被归为病毒，衣原体可通过呼吸道分泌物、气溶胶，或者直接通过与病人、病禽或鸟类接触而传播，临床上表现为肺炎和支气管炎。对于衣原体引起的肺炎采用针对性强的抗生素治疗非常有效，但必须是全程、足量的治疗。"因为临床上的确有这一类"针对性强的抗生素"，医生和患者似乎是有了依靠，不用担心了。

2月21日，一位来自广州的刘姓医学教授在中国香港京华国际酒店参加婚礼。他后于3月4日死于SARS。在等电梯时，他曾经与7个人接触，其中有美国商人Jonny Chen、加拿大人、新加坡人和中国香港人。

2003年2月21日《中国中医药报》刊登了胡延滨的报道"广东省中医院积极救治非典型肺炎"，此前他们已经接诊治疗非典患者38例，仅有1例使用了呼吸机，退烧大部分只要5～6天，住院平均在10天左右，已经观察到中医药在退烧、缩短病程、促进吸收方面具有优势。

的确，广东的疫情控制得很好，中西医疗效也很出色。在长达三个多月的时间里，他们差点儿将瘟神扼死在广东。他们不仅用超深圳的速度建设着大学城，这个占地43平方公里，可以容纳20万学生，有40万人生活其间的小社会，而且还有条不紊地准备着广交会。

广东人真是了不起。然而瘟神是不服输的，这里打不赢就换一个地方，就像当年的英军鸦片战火。

2月26日，前面提到的美国商人Jonny Chen从中国香港飞往越南河内，因非典类似症状住院，他传染了20位医务工作者，其中包括卡罗·乌尔巴尼（Carlo Urbani），这个第一位发现SARS爆发的WHO医师。Chen于3月13日死在中国香港的医院里。

2月28日，乌尔巴尼医师认为这种疾病不是一种非典型肺炎，他将它命名为严重急性呼吸系统综合征（SARS）。

可惜的是，乌尔巴尼医生很快被瘟神击倒了，3月29日去世，比叶欣晚4天。

在乌尔巴尼殉职23天后，我国中山大学附属第三医院邓练贤医师，也因救治SARS患者感染，于4月21日不幸以身殉职。

4月16日，WHO的专家们在日内瓦宣布，正式采用乌尔巴尼建议的名词——SARS来命名SARS病毒，以此作为对乌尔巴尼的永恒纪念。而越南也因为乌尔巴尼医师的努力，很快就把疫情控制下来。4月28日，越南被宣布为第一个控制SARS的国家。5月15日刊登在《新英格兰医学杂志》上的一篇研究论文——"一种与严重呼吸综合征相关的新冠状病毒"的结论中，研究者建议将他们分离出的第一株病毒命名为Urbani株SARS相关病毒。

联合国秘书长安南说："乌尔巴尼医师为了救助他人的生命奉献了自己的生命。""如果没有他提早识别出这是异乎寻常的疫病暴发，必然会有更多的人深受SARS侵害。"

北京的3月，春光明媚，往年这时候已经开始恣肆的沙尘暴没有降临。然而，SARS病毒正在飞速地蔓延，并且悄悄地逼近、来到了北京。

综合各家的报道，情况是这样的：有一个叫"于丽"的女珠宝商人，2003年的时候27岁，是山西太原人。是她去广东采购的时候，不仅带回了珠宝，也将瘟神附载在她身上的SARS病毒，带回了太原，导致在广东流行了2个月的瘟疫疫情，输入到了山西；在不知情的情况下，她到医疗条件最好的北京就医，进一步引燃了北京的疫情；然后SARS疫情迅速传向内蒙古、天津、河北，形成燎原之势。

2月28日，"于丽"在山西省人民医院呼吸科主任魏东光的陪同护送下进入北京301医院。魏东光返回太原后，发现自己被感染成了SARS患者，同时有2名护士也被感染。

3月3日，陪同于丽的母亲发烧达39℃，她父亲在太原也发烧，并于3月5日从太原赶来住入301医院。此时，一场瘟神发起的进攻也揭开了序幕。军队著名的传染病医院302医院，3月5日上午接到301医院电话，说前一天来院就诊的山西三名患者需要转院。当时人们还没有意识到SARS瘟神的凶残，在运输和接诊的时候不知面临的威胁，302医院有10多名医护人员感染了SARS。

于某一家八口陆续全被感染，父母先后病故。而302医院收了这一例SARS患者后，前后三十多位医护人员被感染，其中就包括令人崇敬的已退休的姜素椿教授。

3月7日，于丽的父亲病情恶化死亡。3月8日，于丽的1岁多的孩子、弟弟、弟媳也出现相应症状。

3月10日，中国香港威尔士王子医院报告SARS的暴发，50多名医务人员受感染。

3月12日，WHO第一次向全球发出警告，描述在越南和中国香港发生的SARS。

3月12日，于丽在北京工作的舅舅出现症状，被送往佑安医院，随即此院出现10多名患者。

3月15日，于丽的母亲病重去世。

此时山西的SARS疫情已经爆发。

3月14日和19日，来自深圳的一名男性，在中国香港淘大花园E座的兄弟家，因腹泻使用了卫生间。14日该男子已经发生

了 SARS 症状，后来护理过他的护士和他的兄嫂先后也发病。到
4 月 15 日，淘大花园的 15000 名居民中，共发现 321 例 SARS 患
者。其中，E 座居民为主，占全部患者的 41%，而边缘的 11 座仅
占 18%。

　　3 月 15 日，WHO 第二次向全球发出警告：正式提出 SARS
的概念，以及 SARS 疑似病例和可能病例的定义。发出与 SARS
相关的紧急旅行指南。呼吁全球提高对 SARS 的警惕，提醒医务
人员和旅行者注意 SARS 的症状，并建议立即报告病例。

　　3 月 15 日晚，从中国香港探亲回京的 74 岁的李某（后被称
为北京"毒王"）来到北大人民医院急诊。由于医院此前并不了
解非典的各项相关信息，难以确诊，做了一般处理，李某在观察
室输液 2 小时后，就离开了。现在我们知道了，这位李某是北京
的第二个 SARS 输入病例，他在香港曾到过导致非典蔓延的那所
威尔斯亲王医院。威尔斯亲王医院的 SARS 疫情本是广州去香港
喝喜酒的老教授带去的，这回算是"出口转内销"了，而且，他
一个人"整体封闭了"两个医院。

　　3 月 16 日，输液后并不见效的李某又来到北京中医药大学附
属东直门医院，想寻求中西医结合治疗。据参加过抢救工作的东
直门医院急诊科医生江其敏说："当时我们谁都没见过这种病例，
只是从各种小道消息上觉得有点像广东的非典。无奈之下，我们
打电话给广东一家医院（中山大学第三附属医院）咨询，结果接
电话的人还不敢说，让问卫生厅去。后来还是一个护士胆大，给
我们介绍了情况。"

　　东直门医院接诊了这例 SARS 患者，由于病情很重，该患者
仅 4 天就去世了。其后，曾经参加过抢救的六七位医务人员陆续
发病了。由于患者发病的情况与广州 SARS 的情况吻合，他又曾

经在疫区（中国香港）停留过，有流行病学史，医生们考虑他是患了SARS。于是医院立即开始着手考虑如何预防这一疾病。在防护隔离方面，当然是要以最快的速度完善，这是不言而喻的。但是由于SARS是一种新出现的疾病，具有暴发性，东直门医院还是被打了个措手不及。

3月25日，加拿大安大略省卫生部长宣布SARS为一种必须上报的、可传染的和强毒性的疾病。

3月26日，加拿大安大略省宣布处于公共卫生紧急状态，指令数千人在家中隔离。多伦多的医院开始禁止探视者入内。WHO召开来自13个国家的80位临床专家参加的电子会议，进行第一次全球"SARS大查房"。3月下旬，广东和北京被世界卫生组织确定为疫区，不过这一消息并没有见诸中国的媒体。

3月26日，北京市卫生局新闻发言人说，北京输入性SARS得到了有效控制。这位发言人称，北京市早已建立完善的病情监测网络，成立了病情调查处理专业队伍和检测实验室，培训了相关医疗护理人员，能够应对疫情，保证首都人民的健康。

3月27日，在解放军最大传染病医院——302医院进修的内蒙古临河区一名医生返回家后，将SARS疫情扩散到了内蒙古。

3月、4月世界卫生组织的专家考察广东的疫情之后，肯定了广州中医中西医结合治疗SARS的经验，胡锦涛主席4月14日在广州考察时就说从网上见到了世界卫生组织专家的好评。可是，为什么北京的疫情发展得这么快，大量的确诊和疑似病例涌现，不断有医务人员被感染？

4月20日公布的非典确诊病例达到339例之后，北京的SARS病例呈现出持续上升趋势。

21日，北京报道新增SARS病例143例，疑似病例610例；

22 日，新增 SARS 病例 106 例，疑似病例 666 例；

23 日，新增 SARS 病例 105 例，疑似病例 782 例；

24 日，新增 SARS 病例 89 例，疑似病例 863 例；

25 日，新增 SARS 病例 103 例，疑似病例 954 例……

随着疫情的蔓延，北京人心中的恐慌也在迅速地扩散。

4 月 23 日，政府开始采取一系列的措施，北京市中小学宣布放假。同一天，我国将 SARS 列入《传染病防治法》。

4 月 24 日零时，北大附属人民医院开始封闭隔离，这是北京第一个整体隔离的 SARS 重点疫情地区。同一天，中央财经大学、北方交通大学两处宿舍楼也被隔离控制。之后，被隔离的人数不断增加，最多的时候高达两万七千余人。

然而疫情迅速蔓延的时候，却没有中医医院成立隔离区、中医药专家指导治疗 SARS 患者的相关消息，传来的却是 90 岁中医吕炳奎先生、路志正教授、焦树德教授等几位专家将联名上书要求发挥中医药善治瘟疫，运用中医药防治 SARS 的消息。

远在广州的邓铁涛教授坐不住了，他想起前几次给中央领导写信的情况，心情久久不能平静。

1984 年 3 月 18 日，他给徐向前副主席写信，反映中医药的严重现实问题，引起了胡耀邦总书记、赵紫阳总理等政治局领导的重视，促成了国家中医局的成立，为落实中医政策、推动中医发展，提供了组织上的保障。

1990 年 8 月 3 日在长春，他与方药中、路志正、何任、焦树德、张琪、任继学、步玉如八位全国著名中医教授，一起给江泽民主席写信，呼吁在精简机构的时候，国家中医药管理局不能裁撤，对中医的支持不能消减，中央办公厅、国务院办公厅复函——答复、落实。

1998 年 8 月 11 日，他与任继学、张琪、路志正、焦树德、巫君玉、颜德馨、裘沛然，又是八位知名专家写信给朱镕基总理，因为当时正搞"抓大放小"，河北中医学院并入河北医科大学实际上成了一个系，有的中医院并入西医院成了一个科，这样的连锁反应发生之后，就有可能使刚有起色的中医事业走向衰落，他们明确地提出"中医西医不能抓大放小"，这个报告引起了朱总理的重视，批转卫生部、国家中医药管理局之后，制止了这股合并的风潮，保住了整个中医药事业不后退。

想到一次次的建议被政府采纳，想到当前的紧急疫情，邓铁涛教授提起笔来给胡锦涛主席写信：

"尊敬的胡锦涛总书记：您亲临广州指挥'非典型肺炎'之战，爱民亲民的形象永远留在广州人民和全国人民的心中。您对吕玉波说'中医是我们祖国的伟大宝库，应该在非典型肺炎的治疗中发挥作用'。我是一位中医，今年 87 岁了。我有责任出点力！我是中共党员，有责任向您反映中医的问题，供您决策参考，因此附上拙作三篇，希望总书记在日理万机之余，费神赐阅，是为万幸！专此敬上，祝政安！中共党员邓铁涛。2003 年 4 月 26 日。"

信写好之后，附上他此前不久撰写的、关于中医药大是大非的论文《正确认识中医》《"心主神明"论的科学性》，以及《论中医诊治非典》，一起用快件寄往北京，通过彭佩云副委员长转呈胡总书记；随后，又写了一封短信，也附上三篇论文，同时寄给全国防治"非典型肺炎"总指挥、政治局委员吴仪副总理。

《论中医防治非典》这一篇文章，是国家科技部中医药科技情报所、中医药发展战略研究课题组长贾谦教授在广州调研非典，访问他的时候，同他探讨中医药如何治疗非典、中医治疗非典的依据何在等问题后，深受启发和鼓舞，让他立即撰写的论文。并且是"三日之内寄到北京"，以便组织中医药防治非典的战略论坛用。

这一篇论文是给中医战胜非典以理论、以武器的一篇重要文献，也是最早的指导性论文，十分重要。它开头就提到中华文化与中医药的特殊关系："中国中央电视台的开播格言'传承文明、开拓创新'，可以看成是中华民族复兴的导言，中医振兴的指针。千万不能丢掉中医的精华，空想创新。当然世界各国文明也在传承之内，但世界人民都希望我们把中华优秀文化传给世界。"

紧接着，邓铁涛教授以他特有的自信，以中医学特有的几千年的深厚积淀，在现代医学刚刚找到冠状病毒这个病原微生物，一无疫苗、二无有效抗病毒药的紧急关头，大声地发出了中医界的声音："战胜非典我们有个武器库！"这是多么豪迈的呐喊！这是多么可贵的宣言！在这中华民族与瘟神战斗最黑暗、最困苦、最为紧急的时候，在党与政府领导人感到"揪心"的时刻，我们来了！我们是中华大医！战胜非典，我们能行，我们有一个武器库！

邓铁涛教授根据广东省中医院收治本病患者112例的临床观察和初步总结，认为该病属于中医春温病伏湿之证，病机以湿热蕴毒，阻遏中上二焦，并易耗气挟瘀，甚则内闭喘脱为特点，拟订了非典中医治疗方案。

邓老寄信后不久，卫生部副部长兼国家中医药管理局局长佘靖打电话告诉邓老："您写给胡总书记的信，他收到了，他要我打电话谢谢您！"

此后不久，新闻联播里传来消息：政治局委员、国务院副总理兼卫生部部长、全国防治非典型肺炎指挥部总指挥吴仪，5月

8下午与在京的知名中医药专家座谈，强调中医是抗击非典的一支重要力量，要充分认识中医药的科学价值，积极利用中医药资源，发挥广大中医药医务人员的作用，中西医结合，共同完成防治非典型肺炎的使命。

中医药的大军终于开进了抗击 SARS 的主战场。

SARS 患者初到北京的时候，想在哪里就诊就可以到哪里就诊，后来患者逐渐增多，很多医院被 SARS 病毒"污染"；之后开始有了定点医院，先是地坛医院、佑安医院；然后疫情进一步扩展，患者继续增多，成立了 6 家定点医院；然后疫情进一步增加，卫生部紧急征用、启动中日友好医院、宣武医院等实力最强、条件最好的三甲医院作为定点医院；用一周的时间，紧急建设小汤山 SARS 定点医院，从军队调集医务人员进京，集中收治患者，大规模服用中药，降低病死率、医护人员感染率。随着各项措施的加强，流调救治关口的前提，终于将瘟神引燃的战火扑灭，迎来了胜利的曙光。

中医防治 SARS 经验总结

在吴仪副总理 2003 年 5 月 8 日与在京的知名中医药专家座谈之前，在北京的中医院的许多医护人员很早就参与到防治 SARS 的战斗之中了。但是，他们是被当作西医的医护人员来使用的，没有发挥专业特长。谈话之后，国家中医药管理局紧急启动了中西医结合治疗 SARS 的科研课题，开始系统观察中医治疗效果。当然，大规模服用中药的"群众运动式"紧急治疗，也顺利开展起来。

北京市委常委、宣传部部长蔡赴朝 2003 年 5 月 31 日在北京市防治非典联合工作小组第 9 次新闻发布会上讲话，他说：到目前为止，北京已有半数以上的非典患者采用了中西医结合的治疗方法。经过不同对照组对照，采用中西医结合治疗非典的优势已初步显现，一是可以缩短患者的发热时间；二是有利于病毒排泄，减轻炎症反应；三是可以促进肺部炎症的吸收。除上述结果外，初步结果还显示中西医结合在减少激素用量及缩短减量时间、降低并发感染率、改善呼吸困难等症状方面也有着良好的势头，值得进一步研究。

《中国中医药报》2003 年 6 月 11 日刊登文章《中医药科研直逼 SARS——中医药抗非典科研攻关纪实》，记述了国家中医药管理局领导中医药治疗 SARS 的科研情况。

领导重视行动迅速：SARS 疫情发生后，国家中医药管理局党组非常重视疫情，多次打电话或派遣专家到广东省中医药有关部门和单位，落实局党组抗击非典工作思路和防治方案，要求中医药积极介入防治非典的医疗和科研。

在局党组的领导下，科技教育司认真筹划中医药防治非典的工作，科学研究，迅速行动，以科技攻关为先导，积极协调有关委、部、局和北京市各相关单位，打破条框，整合力量，主动出击，成立了"北京地区中医药防治 SARS 科技攻关协调小组"，全面协调北京地区中医药防治 SARS 的科研工作。

科技教育司紧急启动了"局中医药防治 SARS 临床研究特别专项"，投入 100 万元，有 8 个课题立项；协调北京市中医管理局紧急启动"中医药防治 SARS 临床研究"专项，投入 200 万元，有 13 个课题立项；组织 SARS 国家攻关项目"中西医结合治疗 SARS 临床评价研究"、课题的申报并立项研究，经费 100 万元；

成功组织了北京地区中医、中西医结合科技攻关队伍多次召开方案设计、课题立项论证会，依据广东经验并结合北京实际，制订了科技攻关综合防治方案；完善科研方案和方向，随时协调、解决科研工作中出现的问题。

为了使中医药抗非典科研迅速取得成效，北京地区中医药防治 SARS 临床研究实行科技部、国家中医药管理局、北京市中医管理局整体设计、分批立项、统筹管理，由北京地区中医药防治 SARS 临床研究协调领导小组全面负责。中医药科研工作实行统一布局，不搞重复投入。点面结合、突出重点，根据疫情发展趋势，重点放在中日友好医院、宣武医院、小汤山医院、佑安医院及解放军 302 医院等。

科技教育司对科研工作提出了指导思想：在研究初期，不强求治疗方案的完全统一，各课题组可以根据临床实际保持多样性，一线人员对方药的选择有决定权，最后通过疗效评价来逐步优化、统一方案。课题设计既要科学合理，严格执行随机、对照原则，在非常环境下又要简便、可行，不影响一线救治工作。统一临床观察指标，要求突出重点，简化内容，便于操作。允许分期、分别结题，争取时间，早出成果。

"中西医结合治疗 SARS 临床研究"特别专项的产生：3 月下旬安排中国中医研究院全面收集 SARS 有关信息，并要求广东省尽快将中医药治疗 SARS 的经验总结上报。4 月 4 日召开第一次项目论证会，明确 SARS 中医药攻关研究在三个方面：一是当时已公布的的 3 个预防方的基础研究；二是中西医结合治疗 SARS 临床研究；三是抗 SARS 中药筛选研究。其中重点是中西医结合治疗 SARS 临床研究，中药筛选要为临床研究服务。4 月 9 日提出应当及早设立临床研究特别专项。科技教育司及时抓住北京市中西医结合医院被确定为 SARS 定点医院的时机，积极组织北京地区中医药单位正式介入临床研究。之后东直门医院、广安门医院、西苑医院、中日友好医院等先后加入科研队伍之中。

　　科技教育司果断提出非常时期应启动非常工作程序，要求有条件的医院可参考广东治疗方案先启动研究课题，后走立项程序。在参考广东省和北京市中医治疗 SARS 方案的基础上，组织专家制定了国家中医药管理局临床研究推荐方案。分为四期、五型、五方，攻关点定位在退热和减轻中毒症状、抗渗出及抗肺纤维化、配合撤激素和促进病后恢复等方面。与此同时，积极准备国家攻关课题的预案。

　　经过充分论证，4 月中旬正式启动了 8 个课题，其中广州中医药大学第一、第二附属医院的两项课题以回顾性研究为主，同时做小样本前瞻性研究；中日友好医院、北京中医药大学东方医院、东直门医院、北京地坛医院、北京市中西医结合医院，以不同的方案观察，进行总病例 440 例的随机、同期对照临床研究；中国中医研究院评价中心侧重方案优化与多中心数据处理。特别专项课题参加人员共计 86 人，平均年龄 39.6 岁。其中高级职称 61 人，中级职称 21 人，初级职称 4 人；博士后 2 人，博士 22 人，硕士 27 人，学士 32 人，其他 3 人。4 月中旬，北京市中医管理局和局科技教育司相互配合，进一步组织专家在借鉴广东经验的基础上，针对北京疫情特点制定了"北京地区非典型肺炎中医药防治方案"，并在临床上应用。同时，北京市中医管理局紧急启动了"北京市中医药防治 SARS 临床研究计划"，分批启动了 13 项课题，涉及单位有佑安医院、中日友好医院、宣武医院、胸科医院、鼓楼中医医院、护国寺中医医院、东方医院等 12 家，计划临床观察病例 260 例。

成功组织国家"863"科技攻关计划项目：在三、四月份积极准备的基础上，国家中医药管理局科技教育司组织了国家防治非典总指挥部科技攻关组"863"计划项目"中西医结合治疗SARS临床评价研究"课题的申报，于5月6日正式立项，经费100万元。以中医研究院为组长单位，参加单位有佑安医院、地坛医院、北京市中西医结合医院、广安门医院、友谊医院等8家医院，参加人员共计130人，其中高级职称86人，中级职称32人，初级职称12人。截至5月22日，临床入组观察病例304例。5月16日，组织中日友好医院牵头的"SARS的中医证候演变规律对分期以及分证辨治的临床研究"申报了"863"计划项目课题。

5月20日，国家防治非典总指挥部科技攻关组有关领导应邀参加北京地区中医药防治SARS科技攻关协调组第二次会议，听取了北京地区中医药防治SARS科研工作汇报。科技部农村与社会发展司陈传宏副司长认为，中西医结合治疗SARS临床研究进展较好，整体设计、统一协调、优化资源、联合攻关，有大局意识，同意将国家中医药管理局和北京市中医管理局所立SARS研究课题整体纳入"863"计划项目课题，并要求派人参加协调小组。

局科技教育司与国际合作司积极筹划、组织申报WHO合作项目，初步确定推荐中日友好医院的"中药治疗对SARS患者病程、预后及免疫应答反应的影响"课题。该课题由中西医专家共同参与，科学设计，按照随机对照原则观察病例120例，进行中西医结合方案与西医方案对比研究。为保证研究工作科学、有序进行，紧紧围绕研究目标、突出各个时期的研究重心，局科技教育司还认真总结、推广广东省中西医结合治疗方案，广东省的经验为北京制定治疗方案提供了有价值的依据。

中西医结合治疗 SARS 疗效明显：通过一段时间的研究，中西医结合治疗 SARS 取得了可喜的成绩。

缩短平均发热时间：北京中医药大学附属东方医院临床观察表明，将中药治疗组的 30 例患者与对照组 29 例患者的退热时间平均值（入院至体温正常时间）进行比较，中药治疗组平均退热时间为 4.50 天，对照组平均退热时间为 6.55 天，中药治疗组较对照组退热时间平均缩短 2 天，差异显著（$P < 0.05$）。

改善全身中毒症状：北京中医药大学附属东方医院将患者全身中毒症状（发热、头痛、关节痛或全身痛等）进行症状积分，并对中药治疗组（31 例）与对照组（32 例）中毒症状积分，将入院时与治疗第 7 天、14 天、21 天的症状积分进行比较，结果显示中药治疗组全身中毒症状积分明显降低，以第二周（14 天）、第三周（21 天）突出（$P < 0.01$）。

促进肺部炎症吸收：北京地坛医院治疗 SARS 患者 20 天肺部 X-Ray 的观察结果显示，中药应用组（30 例）肺部阴影吸收率为 83.3%（25 例），对照组（23 例）为 47.8%（11 例），经统计分析，两组有显著性差异（$P < 0.01$）；北京中医药大学附属东方医院治疗 SARS 患者 21 天肺部 X-Ray 的观察结果显示，中药治疗组（31 例）肺部炎症吸收率为 87.1%（27 例），对照组（32 例）为 56.3%（18 例），两组有统计学差异（$P < 0.05$）。

降低重症患者病死率：北京佑安医院对 102 例住院患者的观察显示，中西医结合治疗组普通型治愈率为 98.1%，好转率为 1.9%，病死率为零；重症治愈率为 69.2%，好转率为 15.4%，病死率为 15.4%。西药组普通型治愈率为 88.9%，好转率为 11.1%，病死率为零；重症治愈率为 52.6%，病死率为 47.4%。对降低重症患者病死率，中西医结合组优于对照组（$P = 0.061$）。

改善免疫功能：北京佑安医院对 25 例重型患者的观察显示，中西医结合组（9 例）治疗后 CD4+T 淋巴细胞由 352 ± 279 / mm^3 上升到 525 ± 490 / mm^3（$P < 0.05$），单纯西药组（16 例）CD4+T 淋巴细胞由 229 ± 69 / mm^3 下降到 205 ± 108 / mm^3（$P > 0.05$），重型患者中西医结合治疗后 CD4+T 淋巴细胞明显高于单纯西药组（$P < 0.05$）。北京地坛医院对 65 例患者的观察显示，中西医结合组（35 例）对淋巴细胞数量的增加和 CD4 细胞免疫的恢复有改善和保护作用，优于单纯西药对照组（30 例），有显著性差异（$P < 0.05$）。

减少激素用量，减轻临床常见副作用：北京中医药大学附属东方医院的对比观察显示，疗程结束时甲基强的松龙的用量中药组平均为 183.55 ± 202.07mg，西药对照组为 285.94 ± 267.35mg，两组差异显著（$P < 0.05$）。提示中西医结合治疗可加快激素减量，进而减少激素用量。

北京地坛医院比较了中西医结合组（35 例）、西药对照组（30 例）继发真菌感染情况：中西医结合组 4 例，对照组 7 例。结果显示，中西医结合治疗对于减少应用激素以后继发的真菌感染具有优势。

我国卫生部主办了"东盟与中日韩高级国际研讨会"，将抗击非典的初步成果与世界各地学者进行交流，大家共同学习，相互提高。局科技教育司积极组织相关课题进行阶段总结，东方医院、地坛医院、佑安医院、广东省中医院及广州中医药大学第一附属医院的 5 篇学术论文参加了会议交流。

2003 年 6 月 4 日，《中国中医药报》刊登高益民的文章"战胜非典，中医药应登上主战场"，文章介绍了供抗非典使用的 8

个中成药。

2004 年 1 月 19 日,《中国中医药报》刊登了记者马骏访中国中医研究院首席研究员翁维良教授的文章"中医临床科研设计距国际水平有多远"。

不久前,世界卫生组织(WHO)和国家中医药管理局在北京联合召开了"中医、中西医结合治疗 SARS 国际研讨会",来自 WHO 总部的 17 名国际专家听取了中医药参与 SARS 防治的科研报告。经过两天紧张的评估答辩和充分讨论,最后与会专家一致认为,中医药防治 SARS 是安全的,诸多方面具有潜在效益。这一对中医药事业发展具有重要意义的结论来之不易,许多中医药工作者、政府官员和各学科的研究人员为此做了大量工作。担任大会主持人兼主报告人的中国中医研究院首席研究员翁维良教授,当时参加了研究方案设计与实施。

有人认为,中医科研的设计不够规范、论证不够严谨等问题是其成果难以被国际认可的重要原因。本次向 WHO 专家汇报的中国方面的 10 篇报告,由翁维良教授亲自把关,严格审查,经受住了考验。在起草科研报告过程中回顾早期科研设计发现有哪些不足?从 WHO 官员提问重点来看,国内和国际的科研设计思路、考虑重点有哪些不同?今后做中医临床科研设计应在哪些方面做更多努力?带着诸多疑问,记者在中国中医研究院西苑医院 GCP 中心找到了翁维良教授。他接受了本报记者的采访。

记者:有人说中医药两千年来延续不绝就是中医具有疗效的最好证据,这是无须证明的。那我们为什么要投入大量精力做临床试验拿数据来证明中医的有效性呢?

翁维良:几十年前面对流行性乙型脑炎,中医和中西医结合治疗效果很好,但西医不认可,认为我们的研究方法存在问题。

西医学很早就开始注意运用科学的临床研究方法，认为只有规范化的临床设计做出的临床试验，保证研究质量，得出的结果才是可靠的。

国家中医药管理局在 SARS 开始流行的时候，就下决心要用这种现代的研究方法来研究我们中医，成立了"多中心大样本的中西医治疗 SARS 的临床研究"课题组，后来北京市、科技部都参加了该研究，经费比较充分，很多新的信息技术设备都得以采用，也显现了多中心的好处，人员来自国家中医药管理局系统、北京市系统、北京中医药大学以及部队系统，因此才拥有 500 多例大样本病例。

国家中医药管理局希望在这次 SARS 研究中能借助循证医学、DME、GCP 这些国际上公认的先进的方法来研究中医临床疗效，得出比较直接的结果。这个结果拿出来，要让中国的西医相信，也让国际上的西医相信。世界卫生组织认为中医属于传统医学，而传统医学在世界卫生组织里是很小的一部分，WHO 专家对中医能治疗急性病或中西医结合比单纯西医效果好，大都持怀疑态度。阻碍中医药走向国际的一个很重要的原因就是外国人不认可我们的疗效，在他们印象当中，传统医学都是很落后的，他们不相信中医。我想这就是为什么国家要投入这么多资金来验证中医临床疗效的原因吧。

记者：您当时作为大会主席全面负责此事，为了能够通过 WHO 专家严格的评估，应对他们提出的各种问题，您事先都做了哪些准备呢？

翁维良：本来我是作为专家出席这次会议的，后来让我做大会主席，兼主持人、主报告人，全面负责这个事情，压力确实很大，所有材料都要我来把关。我把所有材料重新审一遍，每一项都要落实，一定要非常确切、可靠。有些专家的材料以前没有被这样严格的审核过，反复改，觉得很麻烦，我说不改不行啊，因为所有的说法一定要严谨、有依据，写法、表达方式要符合国际惯例才行，数据更要确切，尤其要重视研究方法的表述。

我们还请一些人站在世卫组织专家的立场向我们提问题，做这种模拟训练是很有好处的。在模拟现场，我们做报告，然后根据模拟专家的提问再对报告进行反复修改。现在中药不良反应在世界上闹得风风雨雨，我们想外国人肯定很关心中药的安全性问题。虽然临床试验原先没有设计安全性内容，但在常规检查中是做了肝肾功能检查的，我发现中西医结合治疗 SARS 病人的肝肾功能比对照组病人的好，能够用来证明这些中药是安全的，就专门组织了一篇报告说明这个安全性问题。当时，世卫专家也正好提了很多这方面的问题，事实证明这个准备非常必要。

记者：我记得 WHO 专家当时提出的问题都比较尖锐，因为这 17 名官员也都是各领域的专家了。那您觉得他们的思路、考虑问题的重点和我们国内相比有什么不同？

翁维良：世卫组织的提问主要围绕三个问题：一是安全性问题，这个如前面所说已经解决了；二是随机对照的问题，这也是他们最关心的；三是偏倚的问题，问我们是用什么手段控制偏倚的。

关于随机对照，在临床试验方案中是设计了的，但遗憾的是有些医院没有好好去做。当然，也有几家医院做了随机对照，如地坛医院、302 医院、佑安医院和东方医院。有的医院在世卫专家提问的时候不敢说做了随机对照，因为该院的随机对照是用最原始的抓阄的方法，而现在国际上早已不再采用这种方法了。我鼓励他如实说，当时是 SARS 紧急救治情况下启动的研究，条件差、困难多,病人分组是通过抓阄的两种结果来决定是对照组还是治疗组,不是大夫有意分配的。这样的随机分配,虽然很原始,但毕竟也做了随机,可以减少误差。世界卫生组织也承认了这一点。

世卫专家提问的另一个焦点是临床研究偏倚,偏倚的概念可能有些人不大了解,偏倚是又称为误差或偏差,是指研究结果由于某些因素的影响而使研究结果偏离真实情况,影响研究质量与结果的可信性。偏倚的产生有多种原因,如回忆偏倚、测量偏倚、入院率偏倚等。控制偏倚的措施也有很多,设置合理的对照组;研究人员要培训标准化;采用盲法,单盲、双盲或三盲等。在临床试验过程中如果医院给治疗组病人服用中药,给对照组只服用西药的话,病人就会意识到两组的差别,控制偏倚应该采用盲法比较好。在 SARS 临床研究中面临许多在过去常规临床研究中所未遇到的问题,这一点世卫专家也表示理解,但是我们的研究设计应该说是不完善的,对偏倚的控制还不够严格。

开始世界卫生组织的专家抱着怀疑的态度,提问非常严格,对报告的讨论是一个字一个字进行的,最后态度慢慢地转变了,达成共识。他们想到的问题我们事先都想到了,他们没想到的问题我们也考虑过了。当然,有些问题也不是充分准备就能满意解决的。

记者:您觉得我国目前临床科研设计、评价、质量控制等方面存在哪些不足?和国际水平相比有什么差距吗?

翁维良:20 世纪开始国际上开始注意临床试验的科学性与保障受试者的权利,逐步规范临床设计,真正形成国际公认的规则大概是近二十年的事情。我国 1983 年成立了 14 个首批临床药理基地,中国中医研究院西苑医院就是其中之一。基本上国际上现行的方法我们都了解。GCP原来是指药物临床试验规范，现在发展到应用于中医临床试验方面。为了使我国中医临床研究设计能和国际接轨，国家中医药管理局设立了一项"中医临床研究设计与评价"的软课题，就是要解决怎样做中医临床研究设计，怎样进行质量控制，怎样运用中医临床研究的统计方法及数据管理，如何进行临床评价等问题，以提高中医临床科研者的研究水平，使研究结果更可靠，质量更高，疗效更确切。据我了解好多临床研究人员不够重视临床研究中的偏倚，不了解偏倚的重要性。许多文章只是泛泛地说做了随机对照，可是具体怎么做的随机，怎样控制偏倚，在文章中都没有体现，实际上作者也很少考虑。在国内以治疗心血管病著称的某药物有关临床试验的十六篇文章中，符合要求的，能达到10分以上的只有两篇（根据数据、方法有一套评分机制，随机对照、控制偏倚较好的最高分是17分），所以该药物控制偏倚的措施是很不完善的，得出的临床结果自然也是存在问题的。

《中国中医药报》2003年5月9日刊登记者周颖、胡延滨的报道："广东省中医院专家赴港交流抗非典方法，共同研究制订香港中西医结合治疗非典临床规范。"文章说，5月3日，应中国香港医管局的邀请，广东省中医院呼吸内科主任林琳副教授和中医内科专家杨志敏副教授前往香港，与香港中西医专家共同研究中西医结合治疗非典型肺炎，提高临床疗效的方法。她们以广华医院为基地，进行非典防治交流以及研究工作。据悉，这是香港医管局首次邀请内地中医师到港参与治疗非典患者，并希望在一周内制订出香港首例中西医结合治疗非典的临床规范。广东省中医院用中西医结合治疗非典所取得的效果受到多方关注。特别是世界卫生组织考察组专家对该院中西医结合治疗非典所取得的疗效给予较高评价之后，香港一些学会和大学陆续邀请该院专家赴港介绍经验。

4月初，港进联和香港中医学会邀请该院的有关专家访问香港，并举行了"中西医结合对抗非典型肺炎"的讲座。香港浸会大学也在其后专程邀请该院专家赴港，介绍中西医结合治疗非典的有关经验。同期香港医管局组织有关专家专程来广东省中医院实地交流中西医结合治疗非典的方案和经验。提议邀请内地中医专家来港的新界东医院联网中医药统筹专员梁秉中表示，内地中医专家来港与香港医生合作抗击非典是一个创举，是香港中西医结合的一个里程碑。长期从事中西医学研究、中医药和生物药开发的邓志仁指出，临床上，如能及时、合理地使用中医药治疗非典，不仅能够有助于降低死亡率，而且对缩短患者的治疗周期和恢复期有明显的帮助作用。特别是对于一些未用过或少用中药的患者，疗效也许更为显著。他说，恰当地辅以中药辨证治疗，比单纯使用西药，有治愈率高和死亡率低的优点。香港浸会大学中医药学院刘良教授强调，中医药不但可以配合预防非典，在发病早期、后期以及恢复期都可以加入治疗，而并非在西医药无法救治时才加入。他认为，中医药可以介入治疗的各个阶段，以实证为本、以患者为主体，配合西医药治疗。他表示，中医讲究扶正祛邪和因时、因地、因人而处方用药，这都需要进一步探讨研究。香港中文大学中医学院客座教授岑泽波指出，香港中西医有良好的合作前景。他认为，非典是中西医合作研讨的开始，日后可进行更全面的合作探索。

5月4日林琳和杨志敏出席了由香港中西医结合学会举办的非典治疗研讨会，百余名中西医师分享了广东省中医院以中西医结合治疗非典患者的经验。

　　林琳、杨志敏两位青年女中医，不辱使命，扬威中国香港，在世界的窗口上展示了中医药既古老又年轻的魅力。吕玉波院长说："可幸的是，林琳、杨志敏两位专家很争气，在香港奋战3个月，取得了很好的疗效。香港某些媒体都做了多次大篇幅的报道。医管局还这样宣传：'世界卫生组织认可中医药治疗的作用，鼓励医生在治疗中使用中药。'他们的成功，要感谢医管局提供了良好的工作条件和生活条件；要感谢全国名老中医邓铁涛、颜德馨、周仲瑛等的精心指点；要感谢医院近十年的人才发展战略。邓老多次说过：'机遇钟爱有准备的人。'人创造奇迹常常是在瞬间，但没有一个创造奇迹的是依靠瞬间的。正是由于他们在医院'育人工程'的推动下，平时刻苦努力，点滴积累，才会有今天的成功。"

　　2003年6月16日，《中国中医药报》刊登新华社记者王燕萍、白冰的报道："香港越来越多的患者要求接受中医治疗。"报道说，林琳、杨志敏教授5月3日到香港之后，协助香港医疗界运用中西医结合的方法，治疗非典型肺炎一个多月以来，她们已经为88名患者、298人次进行了诊疗，取得了良好疗效。杨志敏说，刚开始只有深切治疗部的患者要求接受中医治疗，而且还抱着试试看的心态，当治疗效果显现出来后，主动要求借助中医治疗的非典患者明显增多。香港联合医院一名非典患者首先尝试接受中医治疗，因为疗效好，同病房的6位患者同时提出要求接受中医治疗。连日来两位专家穿梭在香港的10家医院为非典患者诊治，有的患者需要复诊十几次。香港有关方面证实，经过林琳和杨志敏中医诊治的患者，有的已经出院，有的从深切治疗部转到普通病房，病症明显减轻。林琳和杨志敏的到来，是香港公立医院首次引入中医治疗方法。"香港方面配合很好，医生也很合作，大家的目标是一致的，那就是减轻患者的痛苦，尽快找到有效治疗方法。"林琳说。据介绍，由于患者的需要和香港方面的要求，林琳和杨志敏延长留港3个月。她们表示，只要患者提出要求，一定会尽心尽力治疗。"眼前，疗效是最重要的，救人是第一位的。"她们这样说。

林琳和杨志敏在中国香港救治患者的过程中，也不断与内地的老专家请教治疗方法，邓铁涛教授在她们出行之前就表示一定做她们的坚强后盾。前方战况时刻牵动着后方老专家们的心。邓老就几次主动打电话询问她们的情况，她们也时常求教。杨志敏的电话费主要花在求师问药上，而不是与家人的联系方面。

2003年5月22日，林琳打电话给朱良春先生的女儿朱婉华主任询问病情，有一个非典合并肺纤维化的患者，一开始是肺脾两虚，湿浊内阻的症状，舌质淡，全身无力，脉滑。经过治疗之后，出现阴虚症状，口干舌质转红，请教怎样分析病机和用药。

朱婉华立即向朱老汇报了有关情况，朱老根据患者的病情，拟订了益气养阴，解毒化瘀的处方：北沙参30克，麦冬15克，生黄芪30～45克，生白术15克，金荞麦30克，鱼腥草30克，穿山龙30克，杏仁15克，薏苡仁30克，广地龙15克，地鳖虫15克，桃仁红花各10克，紫丹参15克，甘草6克。5月29日林琳回电话说，用药后效果很好，患者体力恢复很快，肺部阴影吸收也很明显。

香港与内地合作探讨中西医结合防治非典，取得了很好的疗效，也开拓了中西医结合的新领域。而同样疫情深重的中国台湾，中医药参与非典治疗却并不尽人意。其中的复杂原因，也颇难用简短的文字说清楚。

邓铁涛教授说："SARS对于中医西医都是个新问题。在

SARS 一战中，中医药发挥了无可取代的效力，受到国际卫生组织两位专家的称赞，认为值得研究推广。现在 SARS 虽然过去了，但仍然有人怀疑单纯中医不能治 SARS。请先看看 SARS 的死亡率：全球 11%，中国香港 17%，中国台湾 27%，中国大陆 7%，广东 3.8%，广州 3.6%，这一数字是全球最低的。广州与香港地理气候、生活习惯都有可比性，为什么差别那么大呢？其差别在于有无中医参与治疗。香港卫生署经过 2 次到省中医院调查，确认中医的作用，最后请广东省中医院派 2 位女专家参与治疗 SARS 严重的患者及新病人，并一再延长预定的留港日期。"

2003 年 7 月 2 日全国中医药防治非典型肺炎学术研讨会在北京总参招待所（京东宾馆）胜利召开，卫生部副部长兼国家中医药管理局局长佘靖致开幕词：各位代表、各位来宾、同志们：今天，全国中医药防治传染性非典型肺炎学术研讨会隆重开幕，我谨代表国家中医药管理局对全体代表和来宾表示热烈欢迎，并通过你们向全国战斗在抗击非典第一线的中医药医护人员、科研人员、管理人员表示衷心感谢并致以崇高敬意！

她说，面对传染性非典型肺炎这场灾害，全国人民在党中央、国务院的正确领导下，按照"沉着应对，措施果断，依靠科学，有效防治，加强合作，完善机制"的总体要求，万众一心，众志成城，经过艰苦奋斗取得了阶段性重大胜利。6 月 24 日，世界卫生组织宣布对北京的双解除，标志着中国内地已经全部解除了旅游限制，并从疫区的名单中删除，意味着中国防治非典的工作得到了国际社会的充分认可。体现了在中国共产党领导下，中华民族面对灾难，不畏艰险，团结一致的强大民族凝聚力和不屈不挠的民族精神，是学习、贯彻"三个代表"重要思想取得的又一个重大成果。

在这场没有硝烟的战斗中，广大中医药工作者怀着极大的爱国热情，发扬无私奉献、不怕牺牲的革命精神，积极投身到各项防治和科研工作中，努力发挥中医药的特色和优势，不断探索中医、中西医结合的治疗方案，取得了可喜的成绩。据不完全统计，全国有96所中医医院派出医疗队，到195所定点医院参与救治，占定点医院总数的52.3%；在全国内地5326例非典型肺炎确诊病例中，中医药参与治疗的确诊病例累积总数达3104例。与此同时，中医药科研人员和中医药医护人员共同努力，紧密合作，面向临床开展了多种形式的科学研究工作，做好顶层设计，多学科合作攻关，采用了随机、同期对照的方法进行了前瞻性研究，在中医、中西医结合治疗和中药研究方面都取得了阶段性成果。

本次会议是发生非典疫情以来召开的第一次全国性的中医药防治SARS学术会。各位代表将交流临床经验，优化治疗方案，研讨学术问题，升华理性认识，为进一步探讨中医药防治非典的作用机理打下基础，以期在今后防治非典工作中更充分地发挥中医药的作用，努力提高治愈率，降低病死率。

实践证明，在前一段抗击非典的斗争中，中医药发挥了重要的作用，得到了社会和群众的认同，但是我们同时应当清楚地认识到人类与非典的斗争远没有结束，任重而道远。我们要继续落实科学规范的防治措施，继续探索中医、中西医结合防治非典的有效方案，加速开展有效中药的研制开发。同志们，让我们高举邓小平理论伟大旗帜，认真学习贯彻"三个代表"重要思想，认清形势，明确任务，与时俱进，求真务实，进一步发挥和突出中医药优势与特色，为有效防治SARS做出应有的贡献。最后，预祝大会圆满成功！

　　这次大会的《论文集》内容很丰富，可以毫不夸张地说集中体现了整个中医药界抗击 SARS 的治疗经验。在这次大会的前后，不少经验已经陆续刊登在《中国中医药报》和《中医杂志》上。

第四章

近现代对寒温统一的探索

　　在理论上如何阐述中医的指导思想，存在着严重的分歧，寒温论争由来已久。

　　邓铁涛先生很早就主张用发展的眼光，看待伤寒与温病的关系，知其长，也识其短。因此，他主张将伤寒与温病统一起来，而且不断探索统一的途径，寻求统一的具体方案，并发表在《邓铁涛医集》和《实用中医诊断学》等著作之中，在学术界有很大的影响。近来他又主张逐渐将伤寒与温病融合为热病。这是一个具有战略意义的构想。

　　热病不仅是历史悠久的称谓，源于《素问》《灵枢》，更重要的是热病以发热为主要临床表现，既是患者的主观感觉，也是医生的客观证据，容易与世界接轨，也容易让世人明白。其深层的意义，还在于能够包容几千年来形成的伤寒、瘟疫、温病学说，使它们逐渐在学术上求得共识，能够平静地开展学术争鸣，而不是分歧越来越大，相互越走越远。

　　伤寒与温病学说的有机融合，将会有力地推动中医学术的进步。

时代呼唤寒温统一

我们所处的时代是中西医并存的时代，如果用现代目光探索外感热病，那么《素问》热病、仲景伤寒、清代温病，他们论述的都是一大类病症，它包括了现代医学所说的大部分传染性和感染性疾病，比如感冒、扁桃体炎、流行性脑脊髓膜炎、流行性乙型脑炎、细菌性和病毒性肺炎、白喉、猩红热、脑脊髓灰质炎、麻疹、天花、水痘、病毒性肝炎、痢疾、肠炎、阑尾炎、胆囊炎、胸膜炎、流行性出血热、鼠疫、霍乱、疟疾、斑疹伤寒、肠伤寒、黑热病等。这么多的病症，除了都有发热症状之外，不仅临床表现各不相同，其发展变化与转归及其治疗，也不尽相同。

古人限于当时的历史条件，不能对这些病症一一细加区别。另一方面，他们在当时遇到的疾病流行的病种和病情表现可能互不相同，只能根据自己所见到的情况，总结疾病过程之中所表现出的共性，总结出一套或几套辨治规律。那么，这种"共性规律"必然会有这种或那种缺陷，不能深入指导到每个疾病的具体细节，而实际医疗过程应当是非常个体化的。

现代医学所说的某个传染病，在不同的人身上，因为体质强弱、精神状态、发病季节、有无合并症等条件不同，其表现也是千差万别的，不可一概而论，更不用说将众多外感病归纳在一起论述了，其复杂性是可想而知的。

伤寒的六经辨证，温病的卫气营血辨证、三焦辨证，都反映了外感热病由表入里，由轻而重的发展变化过程，有其合理的因素。但它们又有所区别，六经辨证重在经络，大多数病证集中在"足三阳"的太阳、少阳、阳明阶段，属于腑的病证。中医学认为，六腑"传化物而不藏"，外感热病传播到极盛的阳明阶段，治疗时除了可以用白虎汤清泄里热之外，如果热邪深结在里，出现便秘神昏时，还可以用三承气汤泻下攻逐在里之瘀热，这往往能使病情得到迅速缓解，是其学说的长处，吴又可、叶天士、吴鞠通等都学习其承气汤法。"三阴死证"，多属于外感热病最后阶段的表现，仲景回阳救逆方药有其独特之处。

卫气营血辨证，只不过代表了外感热病的四个阶段，按照传统的中医理论分析，存有不少问题，也引起了陆九芝等传统伤寒学家的反对。叶天士云："肺主气属卫，心主血属营。"因此看来，卫气营血似乎只与心肺二脏有关。中医学认为，五脏主贮藏精气而不能输泻，所以五脏的病证与六腑不同，会由于"邪无出路"而病重。温热邪气陷入营血，出现神志昏迷时，只好清心开窍，而不应使用三承气汤，这使自古以来行之有效的攻下逐邪的方法，受到理论上的限制，这是其缺点。

叶天士也知道下法在温热病过程中的重要性，所以他说："再论三焦不得从外解，必成里结。里结于何？在阳明胃与肠也。亦须用下法，不可以气血之分，就不可下也。"

另外，叶天士的观点乃后人整理而成，其中词不达意者，也许不少。比如，叶天士虽然主张温病按卫气营血传变，却又说湿温"其病有类伤寒，其验之之法：伤寒多有变证，温热虽久，在一经不移，以此为辨"。湿温不传变吗？在卫气营血的哪"一经"不移？又比如，"肺主气属卫，心主血属营。辨卫气营血，虽与伤寒同，若论治法，则与伤寒大异也"。肺的病只属于卫分吗？肺病不可以有营血分的证候吗？桂枝汤主调营卫不和，伤寒病的营卫与温病的营卫，概念完全不同，怎么能说"辨卫气营血虽与伤寒同"呢？

叶天士关于温热病过程中神昏属于心营，传变多与心肺有关的论述，遭到了陆九芝《世补斋医书》的强烈批评，陆氏云："夫人病之热，惟胃为甚。胃热之甚，神为之昏。从来神昏之类属胃家。"当然，除了阳明腑实的神昏之外，仲景还有热入血室的"独语如见鬼状"、下焦蓄血的"其人如狂"证，这似乎更支持叶天士的邪入营血而发神昏谵语的观点，陆氏之说似非全面。

陆氏又云："夫胃者，腑也，肺与心，脏也，本是腑病，而偏要说成脏病，遂乃舍腑治脏。夫岂有脏腑而可以不分者？人病腑为轻而脏为重，此时一治其腑，病无不除，亦何至领邪入脏，死于非命哉！"陆氏此论，确为至当。

吴鞠通《温病条辨》的三焦辨证，认为温病传变"始上焦，终下焦"，受到王孟英、叶子雨的批评。柳宝诒《温热逢原》也批评说："试观温邪初发者，其果悉见上焦肺经之见证乎？即或见上焦之证，其果中下焦能丝毫无病乎？鞠通苟虚心诊视，应亦自知其说之不可通矣。"

叶天士的"初用辛凉轻剂"，吴鞠通的"治上焦如羽，非轻不举"的学说，也受到后世医家的批评，柳宝诒说："叶香岩之辛凉清解，则失之肤浅。"认为辛凉轻剂轻描淡写，治不了温热病。陆九芝对于温病学家用药轻浅的弊端，十分不满。认为医家不应仅仅看到病邪会按照卫气营血的顺序逐渐深入，更重要的是切断它们发展的趋势，治愈疾病。使温热病的传变"本可以不若此（按卫气营血逐步深入）也"。

陆九芝对叶天士《临证指南·温热门》中"席姓医案"，逐句逐项进行了批点，陆氏认为叶天士对此患者诊断虽然正确，但用药却轻描淡写，无济于事，致使病情因为失治而逐渐深重。陆氏云："凡此所用药后，种种变相，皆《指南》所自言，何以用其法者皆不一问：其药之取效，固有如是者乎？"

　　人所共知在抗击 SARS 的战斗中，中医药发挥了极为重要的作用，然而，在理论上应当如何阐述中医治疗的指导思想、如何让西医看得明白、如何被世界承认，却不是一件容易的事。这首先是因为中医内部在看法上的不统一所造成的：有的说 SARS 是伏暑，有的说是冬瘟，有的说是湿温，有的说是春温、风温，有的说是温病，有的说是瘟疫，有的说是肺毒疫、肺痹疫、肺湿疫。虽然是同一种 SARS，由于发病季节的不同，可以形成几个中医病名，让人莫衷一是；而不同的病名对应着不同的辨证体系，所以有的主张按邪伏膜原论治，有的主张按卫气营血辨证，有的主张按三焦辨证，有的主张按六经辨证，临床实际应用颇难选择。

　　所有这些旧的、新的理论问题的缺憾，都必须给予时代的新解释，做出我们的新答案，以推动学术进步。

　　邓铁涛先生主张的将伤寒与温病逐渐融合为热病的宏伟理论构想，恰好为解决历史的疑难，提供了新的思路和方法。

寒温统一具有临床优势

　　邓铁涛教授说："（新中国成立）以来，属于外感病的各种传染病的中医辨证论治成果报道不少，其中大多数是以温病学说辨证论治而取得的。重庆中医研究所对 2391 例内科热病进行了辨证论治规律的探讨，发现在 2391 例病例中，适用卫气营血辨证者 1896 例，占 79.29%；适用六经辨证者 170 例，占 7.11%；适用脏腑辨证者 325 例，占 13.6%。这两千余例患者应用三种辨证各有特点：适用脏腑辨证之病例多属在杂病基础上的继发感染；适用六经辨证之病例，皆属三阳证，而三阳证中，又以少阳证占多数；属传染病者，仅有 8 个病种，实为传染病种的少数，多数传染病适用温病辨证。陕西省中医药研究所总结了 657 例钩端螺旋体病的辨证论治的经验，他们是按温病的湿温、暑温、伏暑、温燥、温黄、温毒、暑痉等辨证论治的。其他如乙型脑炎、流行性脑脊髓膜炎、猩红热等临床报道亦绝大多数以温病学说辨证论治。"

伤寒温病如何统一？过去有几种方案，或以六经为统一纲目，或以卫气营血为统一纲目，或以表里寒热虚实为统一纲目，一直未能取得学术界的共识，而临床诊治传染病、感染性疾病需要一套规范的理论指导。

建立一套能够包容古今外感热病学说的新理论，能够统辖历史上早已形成的伤寒、温病、瘟疫理论，汲取其精华。

使"热病"成为第一级的疾病名称，这就抓住了最主要的临床特征，兼顾了患者主诉和医生的客观指征两方面的因素，为辨证论治奠定了坚实的基础，便于中医理论走向世界，向世人介绍中医的诊治指导思想。

统一的外感热病理论，能促使外感热病学说不断发展，不限于已有的伤寒、温病、瘟疫学说，为未来的发展预留空间，使中医外感热病变成一个开放的体系，能够不断融入新的学术内容。

统一的外感热病理论，能够更有效地指导广大中医药人员临床治疗，在应对诸如 SARS 之类的中医外感热病的时候，能够形成比较统一的认识，而不至于众说纷纭，不必人人再从头探讨各种学说的起源，时时比较各个辨证理论的优劣，起到执简驭繁的作用。

新的外感热病理论在病名、病因、辨证、治疗等方面充分吸收现代医学成果，以利于和西医的沟通，便于中医药的外感热病学说走向世界。

热病与伤寒温病的关系

新的统一热病理论，不是简单地向《素问》《灵枢》热病学说的回归，而是充分考虑了伤寒学说、瘟疫学说、温病学说的成就之后，建立的新开放体系，旧的伤寒、温病、瘟疫理论，可以在新体系里占有自己的位置。

为了兼容新旧学说的所有精华内容，新的"热病"实际上是一个"分级诊疗体系"，也就是说，热病作为第一级疾病名称，伤寒、温病、瘟疫是第二级病名，太阳病、阳明病、风温、湿温、大头瘟、温毒等可以作为第三级疾病名称。其下的古今典型证候，如麻黄汤证、柴胡汤证、银翘散证、达原饮证、清营汤证等可以作为第四级疾病诊断名称。

在历史上，中医就有分级病名的做法。

《素问》说："今夫热病者，皆伤寒之类也。"其中"类"的说法，已经为"热病"统辖其他具体疾病打下了基础。

《难经·五十八难》说："伤寒有五，有中风，有伤寒，有湿温，有热病，有温病，其所苦各不同。"其中的广义伤寒，就是第一级疾病名称，其下的五种具体疾病中风、温病、热病、湿温与狭义伤寒一起，构成了第二级的疾病名称。

张仲景《伤寒论》之中，除了有伤寒、中风、温病、风温等第二级疾病名称之外，还有太阳病、阳明病、少阳病、太阴病、少阴病、厥阴病的"六经病"名称。

叶天士的卫气营血阶段，也是二级病名，因为卫分、气分、营分、血分之下，还有许多证候类型，不是简单的一个证候。

同样，吴鞠通《温病条辨》的三焦辨证，其三焦的上焦、中焦、下焦都包含着许多证候，不是单一证候，三焦也是二级疾病名称。

由此可见，分级疾病名称是中医的传统特色，与现代医学的病理病灶、具有"诊断与鉴别诊断"的疾病划分，是完全不同的。

那么，中医疾病命名的原则是什么呢？中医抓住了什么进行疾病的命名？

中医重视的是疾病的过程，而不是疾病的具体结构形态。整个外感热病是一个由发病到痊愈，或者到死亡的不断变化过程，这个全过程可以命名为"热病"，它是对整个过程的总概括，因此，可以作为第一级疾病名称。

外感热病的总过程，又可以根据其不同阶段，划分出六经、三焦、卫气营血的不同阶段名称，可以作为第二级名称。

再根据不同阶段里边的细微差距，进一步细化，就可以划分出不同的证候类型。因此，在疾病的过程里，证候是中医描述的基本临床单位，是进行治疗的着眼点，也是中医抓住的"瞬间状态"。

那么，伤寒与温病的区别在哪里？

我们知道，伤寒与温病学说，描述的都是众多的传染性、感染性疾病，它们都不是单一疾病的具体细节，而是一大类疾病的总规律。因此，伤寒与温病的区别，只是发病类型和临床证候的区别，是不同时代诊治方法的差异。

用现代的目光来看，中医外感热病学理论是通过调整疾病的瞬间状态，来影响整个疾病的过程；中医所倡导的病与证的结合，是过程与瞬间的结合。通过治疗，可以帮助患者顺利度过疾病的过程，恢复健康状态。这个过程，尽量不要太久，避免曲折，防止意外，是中医治疗的意义所在。

万友生主张八纲统寒温

中医的外感热病学说，已有两千多年的历史，是先人们不断探索、不断发展演变的历史。《内经》热病、仲景伤寒、清代温病，在证候上基本相似，都是论述以发热为主要证候的疾病，包括了现代大部分传染性、感染性疾病，积累了相当丰富的经验。但是，伤寒与温病学派形成于不同的历史时期，对于外感热病的病因、病证、传变规律和治疗方法的论述，存在着明显的分歧，长期论争未能统一。伤寒与温病学派的分歧虽然有可能是病种、病证不同，但更主要的是认识方法不同造成的；历代外感热病的理论与治法方药的继承远远大于相互的区别，都是古人经验的结晶，因此存在着可以统一的基础。在现代中西医结合的背景之下，我们借助于科学的慧眼，看到了古人所看不到的戾气、病邪，知道了多种传染性、感染性疾病的感染过程、病理变化规律、治疗的关键环节。既然《内经》热病、仲景伤寒、清代温病，在证候上基本相似，都是论述以发热为主要证候的疾病，包括了现代大部分传染性、感染性疾病，那他们所阐述的理论，就存在着共性，就有统一起来的可能。

1988 年出版的万友生著《寒温统一论》，由上海科学技术出版社出版，他主张伤寒与温病统一起来。万氏说："民国以后，主张寒温合论渐多。新中国成立以来，寒温统一的趋势，已日渐成为中医学界的主要动向之一。不少中医学者认为，伤寒六经体系和温病三焦、卫气营血体系，虽然各有其特点，但都属于外感病辨证论治的范畴，应该冶于一炉，融为一体。"

但是，对于如何使伤寒与温病学派统一起来，前人一直没有找到好的方法。所以万氏说："近时中医学界，在'寒温如何统一'这个问题上主张不一，有的主张用伤寒六经来统温病三焦和卫气营血；有的主张用温病卫气营血和三焦，来统伤寒六经；有的主张用西医对急性热病分期方法，来统一中医的寒温两说等。我之所以主张用八纲来统伤寒六经和温病三焦、卫气营血，是因八纲乃中医对疾病尤其是对外感病辨证论治的总纲。"然而，万友生先生的《寒温统一论》，实际上属于寒温合论，也就是在八纲的旗帜下，把伤寒六经与温病卫气营血和三焦辨证的内容都纳入进去，其实质是一道用加法做出来的"统一战线"。

因此，万氏的《寒温统一论》有"太阳表寒实证治""太阳表寒虚证治""卫分表热实证治""卫分表热虚证治"等，似乎不偏不倚，是寒温共溶一炉的"统一战线"。这种承认既成事实，"说合"伤寒与温病的努力，并不能促使伤寒与温病学说的融合。

万友生教授《寒温统一论》发表之后，他在著作的跋语中写道："《寒温统一论》写成，我在继承祖国医学上一个主要的心愿得偿，这虽是一件值得自慰的事，但随着一波刚平的寒温统一而来的内外统一的一波复起，又不禁使我心情难以平静。"他苦心探索多年，用八纲辨证统一伤寒与温病，似乎不偏不倚，起到了集大成的作用。但在学术界似乎并未引起期盼的反响和震动，伤寒依旧还是伤寒，温病也还是原来的温病。笔者以为，这样的统

一就像国共合作的统一战线，各有各的番号、军队武器，只能是
貌合神离，最终难于形成一个合唱。如果将《内经》热病、仲景
伤寒、吴又可瘟疫、清代温病，实质性的合并，形成一个包容古
今的"外感热病"，那该多么理想！这也是多少代人的理想。但
是，谈何容易！

杨麦青希望伤寒统温病

1992 年，杨麦青著《伤寒论现代临床研究》一书，由中国中
医药出版社出版。杨先生 1960 年 11 月至 1961 年 2 月与老中医
合作，在中国医科大学儿科病房用《伤寒论》的方药治疗小儿肺
炎 116 例，同时以温病法治疗 25 例做对照，都取得了很好的疗
效，而伤寒法更为突出。他又于 1983 年 9 月至 1984 年 4 月与他
人合作，在沈阳市传染病医院，用伤寒法治疗流行性出血热 112
例，也取得了非常好的疗效。编者得见杨先生此书，深为折服；
此后屡次获得杨先生指教，并赐书稿《杨麦青伤寒金匮教学文
集》（2004 年 7 月著），得知其对伤寒学说研究有日，对张仲景之
学深有造诣。因此，编者更坚信《伤寒论》不可偏废，仲景之方
并未过时。

杨麦青教授说："笔者早年爱读先秦诸子、历史、文学，一
个纯属偶然的机遇，跻身于中西医结合的行列，触到了伟大宝库
中的灿烂明珠《伤寒论》。"他认为，《伤寒论》六经辨证是疾病
演进、转归的共同规律。对于个体来说，病名无何意义，应是何
证、何方，即"观其脉证，知犯何逆，随证治之"。此与温病学
的认识有所不同，温病学认为，温病学是《伤寒论》的发展与

补充，并认为温病与现代的传染病、感染性疾病有对应关系。比如，风温与流感、急性支气管炎，春温与重流感、流脑，暑温与乙脑、钩端螺旋体病，湿温与肠伤寒、副伤寒、流感，伏暑与流感、乙脑、流行性出血热等，似乎都有对应关系。这样就"将温病上联病机，下联诸病，六经辨证，存而不用"。

"《伤寒论》是从临证观察症状连锁的关联关系，通过方证反馈找出机体基本病理过程的变化规律，以及系统间病理生理变化的相关性，即六经传经过程。由于微生物因子种属、数量与流行期间毒力之差异，作用于机体的抵抗力降低情况、易感性、敏感性增高，季节因素等诱因，机体则以不同反应形式发病。其发于阳者，表现为抗害反应；其发于阴者，表现为损害反应。若机体抵抗力较强，则为抗害反应，仅限于三阳病，但在疾病因果转化连锁中，抗害反应亦可转化为损害反应，如阳盛灼阴的阳明病。若机体敏感性强，强烈毒素侵袭，则表现为损害反应，径入三阴，或为毒陷营血之四逆散证；或为真阳欲脱之四逆辈证。其间由于病种不同，作用部位不同，器官、系统受损害程度不同，机体反应也有多种变化，这些错综复杂的病理生理变化，都被概括于《伤寒论》中，且已远超过现代病理生理学已了解的范围，而为有效治疗重、危证开辟新途径。"由此可见，杨先生是用现代科学研究《伤寒论》，但又不以现代病理生理为"最正确"的标准，而是认为《伤寒论》的科学性，是我们现代还没有充分发掘、认识到的。

杨先生说，20 世纪 50 年代末沈阳麻疹流行，其合并肺炎、心血管型（并发症），用温病法抢救无效，经沈阳名老中医陈会心老师指导，用真武汤回阳托邪，抢救重危患儿数以千计，从此才认清了"少阴寒化"证是心血管衰竭综合征。80 年代初，沈阳市传染病医院中西医结合诊治流行性出血热时，多见"热结膀胱，其人如狂"之"蓄血证"。《伤寒论》说："其外不解者，当先解其外，外解矣，但少腹急结者，乃可攻之。"解外用柴胡桂枝汤，攻下用桃核承气汤，临床疗效极为明显。经检测，凡"蓄血"几为急性肾功能衰竭合并弥散性血管内凝血，其合并肺水肿、高血容量综合征为"结胸"证者，用大陷胸汤逐水显效。"如是，历来称为温病、伏暑之流行性出血热重危证，用伤寒法治疗更获著效，故伤寒、温病，实为同病。"可以设想，使用现代医学科学手段，进行临床监测机体发病不同时期的微循环、出凝血机制、各种炎症介质的数值变化，以及细胞免疫和体液免疫功能变化等，当能取得六经之科学涵义，三焦、卫气营血亦应如此。再以临床数据提供病理生理变化，制造动物实验模型，以现代医学为中介，进行伤寒、温病统一规范，完成"证"的科学化。

杨先生认为，"卫之后方言气，营之后方言血，乃是用卫气营血代替了《伤寒论》中太阳温病、阳明温病、少阴热化、厥阴热证之间的传经关系，亦即出现概率极大的一段发热反应症候群，相当于伤寒传经短路而已"。编者赞同此论，然而，历史的发展是不以人们的意志为转移的，外感热病的治疗也不会止步于张仲景的113方。这可能大多数人都赞同，问题的关键是怎样"开放"外感热病领域，让更多的新成果融会进来。

邓铁涛倡寒温统一辨证

邓铁涛教授长期致力于外感热病学说的研究，20世纪50年代起就主张寒温统一，并提出了统一辨证的方案。近来又提出将伤寒与温病，逐渐融合为外感热病的宏伟理论构想，确属远见卓识。编者认为，在现代医学的背景之下，伤寒与温病的区别，不是感冒与脑炎、肺炎、肠炎等不同疾病之间的差异，而是同一类疾病在发病类型、症状表现上的不同。也就是说，SARS既属于伤寒，也属于温病，同时也符合《素问》对于热病、吴又可对于瘟疫的定义。《内经》热病、张仲景伤寒、吴又可的瘟疫、清代的温病，论述的都是传染性和感染性疾病，有几十种之多，比如SARS、禽流感以及将来发生的各种瘟疫，它们都有发热的症状，故可以总称为外感热病。我们不能说《伤寒论》论述的只是冬季的感冒，而吴又可说的瘟疫、清代论述的温病，是流脑、乙脑、猩红热。所以，《内经》热病、张仲景伤寒、吴又可的瘟疫、清代的温病存在着统一起来的基础。

邓铁涛教授关于将伤寒与温病逐渐融合为热病的伟大理论构想，是我们课题研究的战略目标。邓铁涛教授在《实用中医诊断学》以及其他著作之中提出的统一辨证纲领，我们一定认真研究，充分吸收进来。同时，我们也预感到，这是一项重大工程，其结果将影响今后有关教材的编写，也势必对将来的辨证论治发生作用。正因为事关重大，既非我个人苦恼，也不仅仅是课题组的困惑，而是整个中医界必须面对的问题，因此才想求得海内方家指导与教诲。邓教授多次给编者来信指导，并寄来有关大作以示鼓励，编者深受教益。

邓铁涛教授告诉编者，卫气营血就是辨证的法则、方法。他认为截断学说不够成熟，临床不易具体操作。他说，截断学说"以为温病的治疗要经过卫、气、营、血之历程，不知卫气营血乃辨证之法则耳"。"只提出截断一词，但如何截断，尚欠理与法、方与药等一套理论与经验"。诚如邓教授所说，这一次的

SARS 流行就基本不见营血证候，如何截断？中医向来主张辨证论治，在相应证候没有出现的时候，"截断"的依据就不够充分，也与传统理论不易融合。

关于温病、伤寒说来话长，邓教授从 20 世纪 50 年代就提出温病发展了伤寒学说，两者可以统一起来。他主编的《实用中医诊断学》收载了邓教授的"六经、卫气营血、三焦病机比较图"和"外感病综合辨证示意图"。邓教授解释说："过去多认为伤寒与温病犹如水火之不同，两种辨证方法是不能统一的。其实《难经》说'伤寒有五'，已经把温病归属于伤寒，张仲景继承《素问·热论》及《难经》之精神而作《伤寒论》。所以《伤寒论》中有'太阳病，发热而渴，不恶寒者，为温病。若发汗已，身灼热者，为风温'等有关温病的论述。但是由于时代所限，仲景之论确实详于伤寒而略于温热，温热病的辨证论治确为后世温病学家之所长。过去两派论争不息，实际上他们各有所长，所以把两派之所长，首先结合临床实际，在外感病的范围，从辨证上加以统一，实属必要。"

因此，邓教授说："回顾历史，可以看出伤寒学派与温病学派有逐步接近融会之趋势。为了探讨统一的途径，取长补短，兹拟订外感病统一辨证纲要如示意图。"邓教授的统一图，非常详细，容纳了现有伤寒、温病的主要学术内容，编者完全赞同。但是，还是那一句话，如何使将来的外感热病新成果容纳进来，应该建立一套开放的体系，为发展预留足够的空间，使外感热病不断丰富。编者试图用"病是河流，证是舟"的假说，提供一个思路。

第五章

寒温统一的现代研究

伤寒与温病都是历史上众多热病的总称，不同时代的医学家赋予了它们不尽相同的名称，治疗法则和药物也不断丰富，那么这一类疾病的共有规律是什么？这是我们必须面对，也必须回答的一个重要课题。

热病病因探求

在抗击非典型肺炎（SARS）的战斗中，中医药发挥了极为重要的作用，现在很多人将 SARS 笼统地归于温病之中，或说它属于瘟疫。如果我们不割断历史，那么我们说的温病，是张仲景时代的温病呢，还是清代以后的温病？他们所说的病因一样吗？我们说的疫气，是《素问》时代的疫气呢，还是吴又可所说的疫气？他们说的疫气与伤寒、温病是什么关系？这些问题如果得不到很好的解决，既不能统一中医内部的种种说法，疑惑之中治疗效果也难提高。比如，如果将 SARS 归入清代温病的范畴，按卫气营血和三焦辨证治疗，那么中医同瘟疫斗争的历史应当从何时算起?《伤寒论》六经辨证还有指导意义吗? 辛温解表的麻黄汤、桂枝汤能用于 SARS 的治疗吗? 所有这些问题都应当给予符合历史本来面目的回答,并有益于今天的治疗。下面我们试从中医外感热病的病因入手,探讨这些有关问题。

疫气只说明热病的流行性

"疫气"的提法来源甚古,甲骨文之中就有"疒役(疫)"的记载,《说文解字》云:"疫,民皆疾也。"说明疫病具有流行性的特征。《素问遗篇·刺法论》虽然晚出于宋代,但其中对疫病特征的描述却是非常经典的:"五疫之至,皆相染易,无问大小,病状相似。"古人对于流行性疾病的名称还有疫疠、时行、天性、时疫、疠气、寒疫、瘟疫等不同的说法,说的都是具有流行性特点的疾病,只有寒疫、瘟疫,点明了疫气的寒热属性。

《刺法论》云:"天地迭移,三年化疫。"论述自然气候的反常,可以引发人类的疫病流行,发为金木水火土气运偏盛的五种疫疠。《伤寒例》云:"从春分以后,至秋分节前,天有暴寒者,皆为时行寒疫也。"因为古人认为冬季的外感热病"皆伤寒之类",而春夏秋的非时之寒,往往形成以"寒疫"为特点的外感热病流行,这是当时广义伤寒学说的观点。

曹植在《说疫气》之中说:"建安二十二年(公元 217 年),疠气流行,家家有僵尸之痛,室室有号泣之哀。或阖门而殪,或覆族而丧。或以为疫者鬼神所作,人罹此者,悉被褐茹藿之子,荆室蓬户之人耳。若夫殿处鼎食之家,重貂累褥之门,若是者鲜焉。此乃阴阳失位,寒暑错时,是故生疫。而愚民悬符厌之,亦可笑也。"文中"寒暑错时,是故生疫"也将疫气的病因指向伤寒,与仲景对病因的认识基本一致,但仲景称这类流行性的热病为伤寒或叫"寒疫"，曹植却叫它为疫气。

吴又可《温疫论》说："余初按诸家，咸谓春夏秋皆是温病，而伤寒必在冬时。然历年较之，温疫四时皆有，及究伤寒，每至严寒。"又说："是以业医者所记所诵，连篇累牍，具系伤寒，及其临证，悉见瘟疫。求其真伤寒，百无一二。不知屠龙之艺虽成，而无所施，未免指鹿为马矣。"对于疫气的性质，吴又可说"瘟疫之为病，非风非寒，非暑非湿，乃天地间别有一种异气所感。"吴又可将前人的"五疫"学说，加以改造，认为疫气不限于五种，而是每一种热病都由不同的疫气所引发。他在《温疫论》的"杂气论"中说："为病种种，难以枚举。大约病偏于一方，沿门合户，众人相同者，皆时行之气，即杂气为病也。为病种种，是知气之不一也。"

吴又可关于不同疾病，由不同病原"杂气"所引发的论述，最接近微生物致病学说，在这个意义上说吴又可的"疫气说"是当时世界上最先进的病原学说。"气之不一"，"专发为某病"，不仅仅限于人类，更是吴又可"疫气学说"的一大贡献。吴又可所说的杂气或者疫气，并不是不可琢磨的东西，而是实实在在的物质。所以他说："夫物者气之化也，气者物之变也。气即是物，物即是气。知气可以制物，则知物可以制气矣。夫物之可以制气者，药物也。"吴又可认为，病原的疫气是物质的，这种疫气尽管"非风非寒，非暑非湿"，不符合中医药性学说中的四气五味，难于纳入传统的中医体系之中，却仍然可以用药物"制气"，达到治疗疾病的目的。

伤于寒邪只是热病的诱因

《素问》《灵枢》在学术上主张"今夫热病者，皆伤寒之类也"，虽然认为热病的病因是伤寒，但是在命名疾病的时候，却只重视病症之热，而对病因之寒没有给予突出的地位。这也反映了"热病"的称谓，在来源上更古朴，因为发热既可以是患者的自觉症状，也可以是被医生检测到的体征，所以古人早就有热病的名称。

至于为什么"人之伤于寒也，则为热病"，《素问》并没有回答。《外台秘要》卷一转引晋代的《范汪论》云："黄帝问于岐伯曰：人伤于寒而得病，何以反更为热？岐伯曰：极阴变阳，寒盛则生热，热盛则生寒。诸病发热恶寒，脉浮洪者，便宜发汗。当发汗而其人过失血，及大下利，如之何？岐伯答曰：数少与桂枝汤，使体润，漐漐汗才出。连日如此，自当解也。"这段论述不见于《素问》《灵枢》，范汪引自何处，抑或他假借黄帝与岐伯论答来阐发自己的医学主张，已不得而知。但其中岐伯"使用"桂枝汤，应当是汉代之后的事。

人伤于寒而为热病的机理，唐代王冰已有新的解释，他说："寒毒薄于肌肤，阳气不得散发，而内怫结，故伤寒者反为热病。"王冰这一创见，被北宋伤寒学家韩祗和所继承，韩在《伤寒微旨论》中，大倡"伤寒乃郁阳为患"，解表发汗全不用仲景麻黄汤、桂枝汤等辛温方药，而是自制辛凉清解方药，与王冰的学说体现出学术上的先后继承关系。

"郁阳为热"的理论，充分说明伤于寒邪只是发热的诱因，发热是机体的抗病反应；发热不是寒邪的属性，伤寒不是寒病而是热病。

寒邪致病的严重性和广泛性，是广义伤寒学说产生的理论基础。《伤寒例》云："伤于四时之气，皆能为病，以伤寒为毒者，以其最成杀厉之气也。"秋冬寒气主杀藏，其产生疾病的严重性，自然不同于主生长的春夏季节，古人用"寒毒"来形容寒邪的性质，这是古人看重伤寒的主要原因。

温热邪气说源于辛温方难用

秋冬季节，寒凉之气当令，人们触冒寒凉之气，产生以发热为主证的热病是很常见的，也容易被人们理解。但是在春夏季节，温热之气适合万物生长，这种"生而无杀"的主气怎么能使人患热病呢？冬季有非时之暖，使人毛孔开泄，易于伤风受寒，此理人们易于接受；而冬天的温气直接使人致病，却难以让人理解。因此冬温、春温，气候异常，其始动因素虽然是温热，而真正给人体造成伤害的直接因素还是风寒。不然，很难解释外感热病初期，为什么会有恶寒症状。

《素问》认为"冬伤于寒，春必温病"，说明古代的温病都局限于春季，而不是散见于四季。仲景《伤寒论》说温病的症状主要是"发热而渴，不恶寒"。《伤寒例》云："从立春节后，其中无暴大寒，又不冰雪，而有人壮热为病者，此属春时阳气发于（外），冬时伏寒，变为温病。"可见此时的温病属于里热外发型的热病，初期没有表证，因此治疗上也就不会使用麻黄汤、桂枝汤来发汗解表。因为仲景以前温病属于广义伤寒，仅发于春季，属于伏气的里热外发，与一般的广义伤寒由表起病不同，治疗也会有很大的区别，故立伤寒与温病两个不同的病名。

南宋郭雍《伤寒补亡论》既继承了《伤寒例》的"伏寒温病"说，又将春时新感风寒温气和春季的时行疫气引起的病证命名为温病，从而将温病分为三种不同病因，突破了传统的"冬伤于寒，春必温病"的"伏气温病"学说，与清代温病学观点一致。因此，也可以说郭雍发展了温病学说。他在《仲景伤寒补亡论》中说："医家论温病多误者，盖以温病为别一种。不思冬伤于寒，至春发者谓之温病；不伤寒而春自感风寒温气而病者，亦谓之温；及春有非常之气中人为疫者，亦谓之温。三者之温自有不同也。"他认为春时自感风寒温气的新感温病，病情最轻。时行疫气之温病稍重于新感温病。伏气温病比冬时伤寒和夏时热病为轻。但郭氏所谓新感温病，有恶寒发热表证，与冬季伤寒病证无别。这种新感温病与伤寒的区别，仅仅是发病季节不同，而非发病证候不同。

郭氏将伤寒病局限于冬季，而春时感受风寒，其病症与冬时无异却名温病，这种只重视发病季节的区别，而不是从临床证候的不同来划分伤寒与温病的观点，为寒温关系的复杂化留下了伏笔。后人将暑期的外感病，分为阴暑和阳暑，也是仅仅根据季节主气命名疾病形成的混乱情况。

王安道《医经溯洄集》云："夫风暑湿寒者，天地之四气也，其伤于人，人岂能于未发病之前，预知其客于何经络、何脏腑、何部分而成何病乎？及其既发病，然后可以诊候，始知其客于某经络、某脏腑、某部分，成某病耳！"此言甚是。

对于四季的外感热病的病因，古人逐渐地放弃了伤寒的病因学说，而大力倡导温热病因学说。编者认为其起因是辛温解表方药的难用，人们又不敢否定张仲景《伤寒论》的麻黄汤、桂枝汤对外感热病的治疗作用，因此才另起炉灶，建立起另一套外感热病的辨治体系，并把辛凉解表作为自己的解表方法。

北宋韩祗和有感于辛温解表难用，在《伤寒微旨论》中提出"伤寒热病乃郁阳为患"之说，避开了伤寒热病病因上的"寒"字，从郁阳为热着眼，发汗解表全不用仲景麻桂方药，而是按不同季节分别创制辛凉解表方药，其组成多为柴胡、薄荷、葛根、黄芩、知母、石膏、前胡等寒凉之品。其后庞安常《伤寒总病论》、朱肱《南阳活人书》继承其学术经验，改进为在春夏之时于仲景麻桂方中加入黄芩、葛根、知母、石膏等寒凉药物，变辛温发汗之方为辛凉解表之剂，使古方得以新用，后世多予遵从。金代刘完素阐发《素问》热病理论，认为伤寒就是热病，"六经传受，自浅至深，皆是热证"，"只能作热治，不能作寒医"。旗帜鲜明地自制辛凉清解方剂，被后世尊为寒凉派的开山，影响深远。

金元时期特别值得提出的外感热病学家是张子和，他在《儒门事亲》中第一次明确提出了"辛凉解表法"，他说："发汗亦有数种，世俗只知惟温热者可为汗药，岂知寒凉亦能汗也。"并列举了各种不同性味的发汗解表药物。此外，还有许多医家强调伤寒、温病，其证不同，治有别法，反对以麻桂方等辛温解表法普治一切外感热病。

明清温热病学家对辛凉解表方药更加重视，王安道在《医经溯洄集》中有感于用辛温解表法普治一切外感病易生弊端，愤而提出仲景方不可以治温病的观点。其后陶华《伤寒六书》也采前贤有关论述，认为不能用温热药治疗温病、暑病，倡用辛凉解表之法。吴又可《温疫论》说："伤寒感冒，均系风寒，不无轻重之殊。究竟感冒居多，伤寒稀有。况瘟疫与伤寒，感受有霄壤之隔。今鹿马攸分，益见伤寒世所绝少。"

仲景《伤寒论》所论述的伤寒病，真像吴又可所说的那样越来越少了吗？编者认为其实不然。《温病条辨》云："温病者，有风温、有温热、有温疫、有温毒、有暑温、有湿温、有秋燥、有冬温、有温疟。"吴鞠通所说的这九种温病，几乎囊括了仲景时代的所有外感热病。所不同的是：仲景《伤寒例》用广义伤寒来概括这九种温热病，而吴鞠通则用广义温病来概括。叶天士在《温热论》和《三时伏气外感篇》中，将春温、风温、暑温、湿温、秋燥等四时温热病，都归为广义温病之中，反映了叶天士的广义温病思想。吴鞠通云："此九条（温病），见于王叔和《伤寒例》中居多，叔和又牵引《难经》之文以神其说。按时（代）推病，实有是证，叔和治病时，亦实遇是证。但叔和不能别立治法，而叙于《伤寒例》中，实属蒙混，以《伤寒论》为外感之妙法，遂将一切外感，悉收入《伤寒例》中，而悉以治伤寒之法治之。"吴鞠通承认仲景时代也有他说的几种温病，其区别只是他用温病的治疗方法进行治疗，而仲景、叔和却是用伤寒的方法进行治疗的。他的这一观点，与叶天士《温热论》所说如出一辙。

联系之前中医药治疗 SARS，人们既用仲景的麻杏石甘汤，也用王清任的血府逐瘀汤，只要与临证实际相符合，不用问其来于六经辨证，还是来于卫气营血辨证。中日友好医院仝小林教授说："据我们统计的 118 例病人，以太阳证起病的占 69%，以卫分或卫气同病起病者 26%，这种（SARS）初起发病形式多样正是瘟疫的特点之一。"虽然多数医家将 SARS 归于中医温病或是瘟疫病的范畴，然而，中国中医研究院广安门医院的赵阳、伍昱认为，SARS 流行的季节气温偏低，患者恶寒的时间长、程度重，"纯阳之体"的儿童很少患病，而阳气虚衰的老人为病深重，患者伤阴不明显而伤气虚脱却经常见到，治疗时益气固脱常能奏效，这些都说明 SARS 的症状表现更像伤寒。编者认为，对于 SARS 应当重视"发热"这一突出的症状，将其归于中医传统的"热病"中，诊治之时勿拘伤寒、温病、瘟疫之名，而应当辨证论治，只要能切合病情，不仅可以采用卫气营血、三焦、六经辨证，而且可以采用八纲、脏腑、气血津液等辨证方法，只要有利于临床治疗，就可以应用。

温热病因学说，使以发热为主的外感温热病，从病因到病症都统一于温热性质之上，比较好地解决了外感热病初期的辛凉解表的问题，对阐发温热病易于伤津耗液的特点，解释治疗过程中的清热解毒、育阴潜阳学说，也有重要的贡献。然而，"温热病因学说"容易引导人们过用寒凉，甚至在表证阶段就使用寒凉药，致使如孙思邈所说"汤药虽行，百无一效"，或者在外感热病的病程之中，过用寒凉，导致伤阳害胃。比如著名的金元四大家之一的刘河间，就曾经因为过用寒凉，而致病情缠绵难愈。外感热病的寒温病因学说，形成于不同历史时期，是由不同医家的不同认识形成的，它们各有自己的优缺点，"法无完法"，分则两失，合则两利。所以，寒温病因说的互相排斥，是在一定的历史条件下形成的，是一物三象，而非三种不同的疾病。进入到现代，中西医学互相结合，外感温热病的病因已完全有可能得以阐明。

毒疫之气共同构成热病病因

古人对于外感热病病因的认识，汉代之前都主张温热病是伤于寒邪。前面我们说过《素问》热病、仲景伤寒、曹植疫气，其实是一物而三象，不是三类不同的病症，是古人在认识取向上的侧重点不同造成的。也就是说，《素问》重视外感热病的发热症状，仲景重视外感热病的得病原因，曹植看重外感热病的流行性危害，因此才有了三种不同的名称。

张凤逵《伤暑全书》将夏季的温热病，称为暑病；吴又可《温疫论》把流行的温热病，称为瘟疫；清代温病四大家，把一切温热病概括为四时温病。他们对温热病的命名，都反映了温热病的一个或几个方面，我们切不可因为其不同的名称，而将它们说成是不同的疾病。当然，每个古代医学家个人的医学经历有限，也不可能见到现代医学所说的各种传染病的全部，他们总结的规律也难适用于一切传染病；另外，同一种温热病在发病季节上的不同，患者体质各异，可以导致其在证候表现方面有很大区别，可以有风热、温热、湿热等不同表现形式。因此才有《难经》"伤寒有五"的广义伤寒学说，其实"伤寒"何止有五？《伤寒例》称伤寒有十，朱肱称伤寒有十二，吴又可称疫气之病各有异气。

古人试图区别不同的外感热病，但由于时代与科学发展水平的限制，不可能与现代的传染性和感染性疾病，在名称上一一对应。以现代医学的观点来看，"外感热病"包括了现代医学许多传染性和感染性疾病，我们也不能据此就认定古人已经掌握了众多不同的传染性和感染性疾病具体而详细的区别。相反，古人还是根据他们自己的见解，将众多不同的传染性和感染性疾病所共有的症状，发展变化规律，治疗的法则、方药，归结到一起，把它们概括为一类病症。他们在命名这类外感热病时，或名之为热病，或名之为伤寒，或名之为瘟疫，或名之为温病。在认识上的细微区别，或者说他们的着重点不同，是使他们命名成不同温热病的原因。

伤寒与温病，都是古人研究、概括的以发热为突出证候的疾病，它们的病因怎么能够会有伤于寒邪和感于温热的截然相反的区别呢？编者认为，外感热病的寒温病因说，是古今医学家在认识上存在着差别所造成的，不能作为区分伤寒与温病的依据。

按照中医"审证求因"的要求，仲景说的伤寒与后世温病学所说的温病，在证候上是难于区分的。就以《伤寒论》麻黄汤、桂枝汤为例，虽然它们作为辛温解表的代表方剂，但并不像《温病学》教材、《伤寒论》教材所说的那样，只适用于"发热轻恶寒重"的外感热病。麻黄汤的适应证中有"无汗而喘"，在发热恶寒的基础上见到呼吸急促、喘鸣气憋，这显然是外寒束表、肺的气机不利的表现，其热势显然不轻，经麻黄汤发汗平喘、开闭解表，就能达到"体若燔炭，汗出而散"的效果。桂枝汤的适应证之中有"鼻鸣干呕"，也属于邪热闭肺、肺气不利，所以才会出现"鼻鸣干呕"。因此说，即使是辛温解表重剂的麻黄汤、桂枝汤，它们所对应的证候也绝不只是"恶寒重、发热轻"。

麻黄汤、桂枝汤的脉象，也不仅仅是"脉浮紧""脉浮缓"，麻黄汤、桂枝汤都可以见浮数之脉，甚至可以有洪大之脉，而热病过程中见到数脉、洪脉，都是内热炽盛的象征。比如第57条云："伤寒发汗，已解，半日许复烦，脉浮数者，可更发汗，宜桂枝汤。"25条云："服桂枝汤，大汗出，脉洪大者，与桂枝汤如前法。"52条云："脉浮而数者，可发汗，宜麻黄汤。"因此可以说，麻黄汤、桂枝汤证在脉象上，也存在着内热的证候。桂枝汤之恶风，属于"见风才恶"，在程度上比温病之"恶寒轻"还要轻。由此可见，仲景所说的伤寒表证阶段，其热势并不比后世温病学的上焦卫分证低，恰如《素问》所言伤寒热病"体若燔炭，汗出而散"；广义伤寒恶风寒的程度，也不一定比后世温病学所说的温病的恶风寒的程度重。

如上所述，在临床上很难区分伤寒表证与温病的卫分证，那么，入里化热之后，进入到里热炽盛的阳明阶段，或是气分热盛阶段，都会出现高热不退、口渴引饮、面红目赤、小便短数、大便秘结、脉搏洪大，就更难以区分伤寒的阳明病与温病的气分病了。《医经溯洄集·伤寒温病热病说》云："伤寒与温病、热病，其攻里之法，若果是以寒除热，固不必求异；其发表之法，断不可不异也。"《温疫论·辨明伤寒时疫》云:"子言伤寒与时疫有霄壤之隔,今用三承气、桃仁承气、抵当、茵陈诸汤,皆伤寒方也,既用其方,必同其症,子何言之异也?"吴又可回答瘟疫为何借用伤寒方时说:"伤寒初起,以发表为先;时疫初起,以疏利为主。种种不同,其所同者,伤寒时疫,皆能传胃,至是同归于一,故用承气汤辈,导邪而出。要之,伤寒时疫,始异而终同也。""但以驱逐为功,何论邪之同异也。""推而广之,是知疫邪传胃,(与伤寒)治法无异也。"吴又可这些论述与王安道有许多相同之处。

既然广义伤寒与现代温病,在表证与里证两方面的证候表现都不好区分,那么,它们的病因也不应当犹如水火一样寒温有别。伤寒太阳表证化热入里之后,寒热往来、壮热烦渴、日晡潮热、大便秘结、吐泻不止、下利无度、神昏谵语、胸腹疼痛、咳喘痰饮、斑疹吐衄、尿血便血、惊厥抽搐、阴阳格拒等,这些证候温病学也一样拥有,并无二致。因此,通过"审证求因",并不能区分伤寒与温病。其实"审证求因",是为"审因论治"服务的,也就是说"审因"是为了更好的"论治",解释病因并不是目的,有利于治疗才是中医推求病因的意义所在。

现代医学的微生物致病的病因学说,使我们认识到,局限于伤寒或者感温,并不能真正地阐明外感热病的起病原因,只有利于解析证的不同类型,以便进行治疗。所以中医的寒温病因学说,只是中医外感热病治疗的一种指导思想,不是"真正的病因"。真正的病因,应当强调"毒"的侵袭性,"疫"的流行性。毒疫之气才是中医外感热病的真正致病因素。"毒"之气可以偏寒,"毒"之气也可以偏热,如《伤寒例》就云,"寒毒藏于肌肤","四时之气皆能为病,而以伤寒为毒者,以其最成杀厉之气"；热毒引起的热病，古人也早有认识，《伤寒例》中就有"冬温之毒"和"温疫""温毒"的名称，在近现代温病学的著作中，"温热毒邪"更是经常提到。可见"毒"只是致病力强，有别于一般的四时之气和六淫之邪，它所引发的热病有别于一般不发热的疾病，这是它成为传染性或感染性疾病的真正病因。因此我们相信，在现在中西医结合的条件下，中医传统的外感温热病的寒温病因学说，在临床治疗上完全可以互补。将中医的外感热病病因归为"毒疫之气"，既与西医的微生物致病理论一致，又不违背传统的中医外感学说，吴又可的疫气说也能被包容进来，有利于平息寒温论争。

热病传变规律

传染性非典型肺炎（SARS），属于中医传统的热病范畴，具有很强的致病性、流行性，符合古人对于瘟疫病的描述。在中国古代瘟疫病曾经多次流行，瘟神肆虐神州赤县，上演过多次"千村霹雳人遗矢，万户萧疏鬼唱歌"的悲惨活剧。仅西汉后期的 90 年之中，就发生了十几次瘟疫流行。《汉书·天文志》云："（公元前 88 年 5 月）地大动，铃铃然，民大疫死，棺贵，至秋止。"绿林军之中"大疾疫，死者且半"。中医同瘟疫病斗争的历史已久，他们对于外感热病传变规律的认识，也随着时代的进步不断深入。

仲景六经分证综括证候演变

在很久以前，人们就注意到了外感热病的"蒸蒸而热"，因为"发热"既可以是患者的主观症状，也可以很容易地被医生和家人客观地察知，所以"热病"应当较早地被古人了解，而对于发热病因的了解，应当晚得多。所以《素问》《灵枢》之中有"热论""热病""刺热论""评热病论"，这反映了汉代以前的热病成就，其中既有脏腑辨证热病的论述，也有用六经辨证热病的理论。

《素问·刺热》按五脏来分类外感热病，其中对于肺热病的描述，就很接近 SARS 的临床表现："肺热病者，先淅然厥，起毫毛，恶风寒，舌上黄身热。热争则喘咳，痛走胸膺背，不得大息，头痛不堪，汗出而寒。"但是外感热病往往不能局限于一个脏腑经络，按五脏来分类外感热病很难动态地、全面地反映外感热病的全过程，不容易囊括外感热病过程中的全部证候，这是用脏腑辨证的方法诊断外感热病的缺陷。比如 SARS 引起的病理损害就不仅局限在肺部，中国香港和广东的许多患者以腹泻为主要临床表现，也有的损害肾脏，侵犯心脏或者侵犯神经系统。因此如果将 SARS 命名为肺毒疫、肺痹疫、肺湿疫等，只着眼于肺部的病变，就不能说是十分准确和全面地反映了 SARS 的病理状况。

《素问·热论》用三阴三阳的六经，来概括热病的证候。认为热病是按"一日太阳，二日阳明，三日少阳，四日太阴，五日少阴，六日厥阴"的次序，每日传变一经的速度，依次传遍六经；然后，热病再依次衰退，直至痊愈。一种疾病可以呈现多种症状，分属于多个脏腑经络，而不能整齐划一地归属于某一脏腑经络之中。当此之时，是信守经络学说而肢解证候，还是着眼于疾病发展阶段中的有机联系而于"一经病"中论述，这是完全不同的认识方法。这种"日传一经"的学说，虽然比较绝对、刻板，有着浓厚的程式化理想色彩，与临床实际不一定完全相符，但是它却试图从整体上把握外感热病的整个过程，以及用六经囊括外感热病的全部证候，是第一个完整的体系，所以成就很高，影响相当深远。张仲景就其影响，撰成《伤寒杂病论》。

仲景在自序中曾明言"撰用《素问》"，并明言"夫天布五行以运五类，人禀五常以有五脏。经络府俞，阴阳会通，玄冥幽微，变化难极"。又说："客气邪风，中人多死，千般疢难，不越三条：一者经络受邪入脏腑，为内所因也……若人能养慎，不令邪风干忤经络，适中经络，未流传脏腑，即医治之。"从中不难领会，仲景相当重视经络在外感病发病和传变中的作用。《素问·热论》以六经分类伤寒热病证候，便于人们从整体联系上把握外感病的变化过程。但若过于拘泥"日传一经"，并与"三日前后分汗泄"联系在一起叙述，其缺陷就更加突出。仲景吸收此学说之精华而按六经分篇述其证治，同时又不拘泥"日传一经"，处处以证候为据，体现了辨证论治的治疗思想。如："伤寒二三日，阳明少阳证不见者，为不传也"，"伤寒三日，三阳为尽，三阴当受邪，其人反能食而不呕，此为三阴不受邪也"。

在《伤寒论》六经病篇中，仲景处理经络与证候的关系较为灵活，因为伤寒六经病虽有较多的证候与其所属之经络关系密切，但也有一些证候则难以用经络关系予以解释。如太阳病的头痛项强，少阳病的胁下硬满，阳明病的面赤、便结，太阴病的腹满吐下，少阴病的咽痛小便不利，厥阴病的胁满吐逆等等，均与其所属经络脏腑有关；而太阳病之鼻鸣干呕、咳喘，阳明之咽燥、谵语，少阳病之咽干、目眩，少阴病之背恶寒、心下痛、咳而胸满，厥阴病之热利下重、消渴、咽中痛等等，均与其所属的经络脏腑没有直接关系。何况仲景所论"伤寒"非单一病种的证治，而是将一切外感热病在不同阶段所共有的证候加以归纳；他重视不同阶段病证的有机联系，而不是肢解证候、强求伤寒证候与脏腑经络的一一对应。因此，《伤寒论》才有了不同于《素问·热论》的伤寒六经辨证体系。这正如时贤刘渡舟、时振声先生所指出的，"六经"既是伤寒受病之体的病位概念，又有疾病发展的时序先后层次的含义，是整体观与辨证观的统一。

《诸病源候论》按一日、二日、三日等推演热病、温病、伤寒、时行等各种外感病的证候。《千金方》《外台秘要》《医心方》《圣济总录》等大型方书，皆按伤寒一日、二日、三日等分类罗列处方，也反映了"日传一经"的深刻影响。甚至清代的何秀山在注解《通俗伤寒论》的序言中，还坚信外感热病会在第七日、十四日、二十一日痊愈。

然而，过分拘泥六经辨证与经络关系的学说，则易导致牵强附会地理解六经辨证。王安道《医经溯洄集》甚至据经络学说求索伤寒证候，他说：《伤寒论》中，"至若前篇所引《内经》所叙六经病证，除太阳少阴为后篇所有外，其阳明篇无目疼，少阴篇言胸胁满而不言痛，太阴篇无嗌干，厥阴篇无囊缩。若此者，非皆本无也，必有之而脱之耳"。王氏据此推测，得出错简论断，虽似有理，然而过分强调仲景继承《素问》的一面，是对仲景师古而不泥经的治学方法，特别是他以六经辨证作为论治一切外感热病大纲的突出贡献，认识不足。

后世论传经现象的不同学说

宋金元医家在临证实践中，观察到某些病候归类，与其所属经络不尽相符，或与仲景原论难以合拍，但往往是看作伤寒传入六经，或视为脏腑辨证对六经辨证的补充，没有引起足够的重视，也未能从根本上动摇"六经即经络"学说。庞安常、王好古关于肺主表证，谵语斑疹属心肺热盛的有关论述，皆得之于临证，不拘于仲景六经学说，体现了与后世温病学的渊源关系，也可以说他们是较早用脏腑辨证补充六经辨证的典范。

朱肱《类证活人书》主张病不必起自太阳："病人有虚有实，邪气传受迟速不等，岂可拘以日数！正应随脉以汗下之，又况六气之邪乘虚入经，自背得之则入太阳或入少阴，自面感之则入阳明之类，不必皆始于太阳。兼寒邪有首尾止在一经，或间传一二经，不可以一理推，但据脉与外证治之，此活法也。"这种以脉证为准，不拘日数的临证活法体现了仲景辨证论治的精髓。至如病不必起自太阳和不同传经方式的论断，可谓真知灼见，实发前人所未发，足可羽翼仲景。王好古《此事难知》与尚从善《伤寒纪玄妙用集》在此基础上，进一步阐发为"太阳六传"学说。

王好古《此事难知》认为，太阳病进一步发展，可以有六种传变形式：传膀胱为传本，传阳明为循经传，传少阳为越经传，传少阴为表里传，传太阴为误下传，传厥阴为循经得度传。其后尚从善《伤寒纪玄妙用集》也有类似的认识，但名称不完全相同。尚氏认为太阳传阳明是循经得度传，传厥阴是首尾传，并按"日传一经"说，解释了《伤寒论》中的"过经"、"再经"和"传经尽"。王氏、尚氏"太阳六传"的理论对后世影响很大，目前刊行的《伤寒论》教材中也吸收了此论的主要精神。"太阳六传"学说，不仅否定了"日传一经"学说，而且对伤寒热病六经传变的规律性也提出了否定性的意见。但它却蕴含着这样一种思想：伤寒病都是由表入里传变的。

郭雍对"日传一经"的理论与临床实际不符的矛盾，用传经理论中的"常"与"变"加以阐析。他在《伤寒补亡论》中说："日犹经也,大抵受病皆有常变,其经与日不相应者则变。循常则易治,既变则难通。然变当从证,常可从日。故《素问》又曰:若其未满三日者,可汗而已;其满三日者,可泄而已。此言常道也。"郭氏此说较为圆通可取,但临床实际"日传一经"或传变六经者均属罕见,而郭氏所论"变证"却比比皆是。

临床实践对传统的热病传变理论提出了挑战:伤寒热病传变有无规律?如果有,又是什么样的规律?借助于现代温病学和现代医学知识,当前已可以回答这一问题。由于仲景《伤寒论》概括了较多的外感热病证治,而多数外感热病除初病时多有发热恶寒的太阳表证外,其发展变化和最终归结往往各有其特殊性。如肺炎的病位在上焦之肺,肠伤寒的湿温多不出中焦,黄疸系于肝胆,痢疾位于大肠……但是它们初发病时多有发热恶寒的太阳表证,而后去表入里,各有不同发展趋势和归宿,分别进入三焦,此在一定程度上反映了"太阳六传"的病理现象。

三阴病问题历来争论不休,从仲景所设方证来看,其中除论述了与三阴经络有关的证候,如太阴腹满,少阴咽痛,厥阴胁痛之外,主要是论述外感热病后期阶段所出现的危重证候,如吐泻不止,四肢厥逆,烦躁不安,脉微或无脉,阴阳格拒外亡等等,即所谓"三阴死证"。现代医学证明,传染性和感染性热病,发展到危重阶段,往往因中毒、缺氧、失液失血、水电解质和酸碱平衡紊乱,引起呼吸、循环衰竭而致死亡。所谓"休克"可能是多种疾病(包括伤寒热病)危证时共有的常见征象,这与"三阴死证"有较多的相似之处。因此,三阴证,除了与经络相关的病证外,其死证代表了外感热病最危重的阶段。

太阳病可以"六传"入里,三阴死证,证趋危亡。故六经辨证从总体上描述了众多外感热病由表入里，由轻而重的基本病变规律。

明代吴又可论疫有九种传变

瘟疫属于中医外感热病或者说属于广义伤寒范畴，吴又可《温疫论》阐发瘟疫学说，试图脱却伤寒的范畴，但他的疫气学说并未完全脱却仲景广义伤寒，这不仅表现在《伤寒例》中已有疫气、时行属于伤寒的论述，而且从临床方面瘟疫必须从伤寒借法。《素问·热论》虽然以六经论述热病，但是并没有表里的概念。仲景《伤寒论》非常注重对伤寒的表里证的划分，"表里"是仲景伤寒学说中的基本概念，居于非常重要的地位。吴又可所说的"邪伏膜原"，虽然位于"内不在脏腑，外不在经络，舍于伏脊之内，去表不远，附近于胃，乃表里之分界，是为半表半里，即《针经》所谓横连膜原是也"，这种必须以表里来定位的学说，"半表半里"无论如何会让人看出仲景的影子。

吴又可论述瘟疫的传变时，虽然强调"疫有九传"，但是"九传"皆不离"表里"。《温疫论·统论疫有九传治法》云："夫疫之传有九，然亦不出乎表里之间而已矣。所谓九传者，病人各得其一，非谓一病而有九传也。盖瘟疫之来，邪自口鼻而入，感于膜原，伏而未发者，不知不觉。已发之后，渐加发热，脉洪而数，此众人相同，宜达原饮疏之，继而邪气一离膜原，察其传变，众人不同者，以其表里各异耳：有但表而不里者，有但里而不表者，有表而再表者，有里而再里者，有表里分传者，有表里分传而再分传者，有表胜于里者，有里胜于表者，有先表而后里者，有先里而后表者，识此九传，其去病一也。"

既然瘟疫病可以从膜原传到表里，那么治疗也就应当解表或者清里，或者表里双解。《温疫论·传变不常》云："疫邪为病，有从战汗而解者；有从自汗、盗汗、狂汗而解者；有无汗竟传入胃者；有自汗淋漓，热渴反甚，终得战汗方解者；有胃气壅郁，必因下，乃得战汗而解者；有表以汗解，里有余邪，不因他故，越三五日前证复发者；有发黄因下而愈者；有发黄因下而斑出者；有竟从发斑而愈者；有里证急，虽有斑，非下不愈者；此则传变不常，亦为常变也。"吴又可列举瘟疫的种种变化，虽然纷繁复杂，却是瘟疫病经常出现的。

瘟疫为什么有这么多变化，恐怕吴又可也不能给出正确的论断，所以他说："传变不常，皆因人而使。"结合现代医学的知识，我们可以说这是因为"瘟疫"一词所包括的不是一种疾病，而是涵盖了众多的疾病所致。众多的传染性和感染性疾病，分别有各自的发病过程和不同的病位，再加上患者的体质不同，所以就会出现纷纭复杂的传变状态和种种不同的治愈过程。

温病学派卫气营血和三焦传变

自从叶天士提出温病的卫气营血辨证，吴鞠通倡导温病按上中下三焦辨证的学说之后，温病学说就与仲景的伤寒六经辨证学说分道扬镳，成为外感热病辨证的一套新体系，被广大医学家所接受，并很快被应用到临床治疗之中，使外感热病的诊治水平有了很大程度的提高。当然，温病学说的卫气营血与三焦辨证，也有不完善之处，因此受到后世医家的批评，甚至被伤寒学家诋毁，也不足为怪。

卫气营血辨证，只不过代表了外感热病的四个阶段，按照传统的中医理论分析，存有不少问题。叶天士云："肺主气属卫，心主血属营。"因此看来，卫气营血似乎只与心肺二脏有关。中医学认为，五脏主贮藏精气而不能输泻，所以五脏的病证与六腑不同，会由于"邪无出路"而病重。温热邪气陷入营血，出现神志昏迷时，只好清心开窍，而不应当使用三承气汤，这使自古以来行之有效的攻下逐邪的方法，受到理论上的限制，这是其缺点。陆九芝《世补斋医书》云："夫人病之热，惟胃为甚。胃热之甚，神为之昏。从来神昏之类属胃家。夫胃者，腑也，肺与心，脏也，本是腑病，而偏要说成脏病，遂乃舍腑治脏。夫岂有脏腑而可以不分者？人病腑为轻而脏为重，此时一治其腑，病无不除，亦何至领邪入脏，死于非命哉！"陆氏此论，确为至当。

叶天士也知道下法在温热病过程中的重要性，所以他说："再论三焦不得从外解，必成里结。里结于何？在阳明胃与肠也。亦须用下法，不可以气血之分，就不可下也。"另外，叶天士的观点乃后人整理而成，其中词不达意者，也许不少。比如，叶天士虽然主张温病按卫气营血传变，却又说湿温"其病有类伤寒，其验之之法：伤寒多有变证，温热虽久，在一经不移，以此为辨"。湿温不传变吗？在卫气营血的哪"一经"不移？又比如，"肺主气属卫，心主血属营。辨卫气营血，虽与伤寒同，若论治法，则与伤寒大异也"。肺的病只属于卫分吗？肺病不可以有营血分的证候吗？桂枝汤主调营卫不和，伤寒病的营卫与温病的营卫，概念完全不同，怎么能说"辨卫气营血虽与伤寒同"呢？

《姜春华论医集》云："我看过清代许多名医医案，治疗温病（包括湿温）过程中常险症百出，令人触目惊心，其效果之所以不佳者，正是受此老（叶天士）用药清淡如儿戏之教。"《温热论》云："前言辛凉散风，甘淡驱湿，若病仍不解，是渐入于营也。"姜先生批评说："既然用了'辛凉散风，甘淡驱湿'，病应该好转，非惟不见好转，反欲入营，是药没有对病起作用。"《温热论》云："大凡看法，卫之后方言气，营之后方言血。在卫汗之可也，到气才可清气，入营犹可透热转气，如犀角、玄参、羚羊角等物，入血就恐耗血动血，直须凉血散血，如生地、丹皮、阿胶、赤芍等物。否则前后不循缓急之法，虑其动手便错，反致慌张矣。"姜春华批评说："当病一开始，用药得力，即可阻遏病势，或击溃之，不必等'到气才可清气'，也不必到后来才用犀角、羚羊。因为开始用辛凉轻剂，往往错过治疗机会，如果及早用些真能'治病'的药物，则病可早愈，大可不必受'前后不循缓急之法，虑其动手便错'的警戒。"

姜春华先生对叶天士在温热病学说上的贡献，也有很高的评价，并非全盘否定。他说："叶氏的辨舌苔、论战汗、疹瘩枯润等，均系经验之谈，对临床辨证有一定作用。尤其叶氏采用至宝、紫雪之类有苏醒、强心作用，对于高热持久防止心力衰竭，以及神识昏迷甚有作用，此为叶氏在温热治疗上的重大贡献。"姜春华对叶天士阐明卫气营血传变，也持肯定态度。他说："叶氏根据温病的全过程分为卫气营血四个阶段，正确反映了温病发展的规律，所以为后来医家所重视。但是医者的作用不仅仅在于认识疾病发展的规律，更重要的是能够截断或扭转疾病的发展，使之即在本阶段而消灭之，否则，听其自然发展以至于死亡，那么这种医生还要他何用？"

姜春华先生看到"近年来由于中西医结合，医疗有新的发展，如治大叶性肺炎用鱼腥草、鸭跖草之类清热解毒，不用卫分气分之说，疗效很高；过去肠伤寒用银翘、桑菊、三仁等，效果也差，有人不分卫气营血步骤，开始即用大黄、黄芩、黄连，疗效也高"。正是基于上述认识，姜春华提出了著名的截断扭转的学说，提出对于温病重证，不能仅仅见症辨证，因证施治，按部就班，因循等待，尾随其后，必须要有预见性地"先发制病"，药先于证，这样不但不会引邪入里，反能主动迎头痛击，顿挫病邪，阻断疾病的恶化。

姜春华先生截断扭转学说的提出，完全基于中西医结合。其实在中西医结合的背景之下，许多久争不决的问题都可以迎刃而解。比如叶天士的卫气营血辨证，针对的是所有以发热为主要症状的疾病，其中有许多属于西医所说的感冒，或是上呼吸道感染，这一类病症一般只有卫分或气分的症状，用叶天士所说的"辛凉轻剂"就可以治愈，而不需要"截断扭转"。相反，需要"截断扭转"的外感热病，必定要越过卫分阶段，走入气分高热，或是气营两燔、邪陷心包、肝风内动的阶段，因此才会有"截断扭转"的必要。

叶天士的卫气营血辨证，非常强调外感热病后期，热邪深入营血而见斑疹隐隐，或见斑疹透露。其实许多热病是不发斑疹的，即使到了最后阶段也见不到"斑疹隐隐"。而发疹的风疹、麻疹病，在临床上证候多数并不严重，甚至发热很轻微就"斑疹透露"了。这时的营血证，反而不如伤寒的阳明证深重和凶险。"卫气营血辨证"作为描述外感热病由浅入深、自轻而重的一般规律，以及其辨证体系所包容的证候内容的丰富性，远不如六经辨证那样贴切成熟。然而，微循环障碍在外感热病过程中的普遍性，活血化瘀法则的广泛适用性，都为营分、血分证的延伸，提供了现代的新依据。在外感热病过程中改善微循环，使中医外感热病有了时代的新气息，也为中西医结合找到了一个新的结合点。

吴鞠通提出温病的三焦辨证方法，认为温病之邪由上而下，从肺心所居的上焦，逐渐发展到脾胃所居的中焦，最后深入到肝肾所在的下焦。他说："凡病温者，始于上焦，在手太阴。"他的这一论点，曾受到王孟英、叶霖等温病学家的激烈批评。

王孟英云："嘻！岂其（吴鞠通）未读《内经》耶。伏气为病，自内而发，惟冬春风温、夏暍、秋燥，皆始于上焦。若此等界限不清，而强欲划界以限病，未免动手即错矣。夫温热犯三焦者，非谓病必上焦始，而渐及于中下也。伏气自内而发，则病起于下者有之；胃为藏垢纳污之所，湿温疫毒，病起于中者有之；暑邪挟湿者，亦犯中焦；又暑属火，而心为火藏，同气相求，邪极易犯，虽始上焦，亦不能必其在手太阴一经也。"

叶霖（叶子雨）也云："此节言'凡病温者，始于上焦，在手太阴'，赅第一节之九种温病，皆当从手太阴治。真属医道罪人。姑不论温疫、温毒、温疟、湿温等证，伏气各有不同，即春日温热，冬至之后之阳热伏藏少阴，岂手太阴上焦表药可治？"

吴鞠通在中焦篇，进一步提出了"温病由口鼻而入，鼻气通于肺……始上焦，终下焦"的说法，遭到王士雄更为猛烈的抨击。

王孟英云："（吴鞠通）自注云：'肺病逆传，则为心包。上焦失治，则传中焦。始上焦，终下焦。'嘻！是鞠通排定路径，必欲温热病导其道而行也。有是理乎？！彼犯肺之邪，若不外解，原以下传于胃为顺，故往往上焦未罢已及中焦。惟其不能下行为顺，是以内陷膻中为逆传。章虚谷亦昧此义，乃云火本克金，而肺邪反传于包络，故曰逆。夫从所胜来者为微邪，胡可反以为逆？岂二公皆未读《难经》耶！其不始于上焦者，更无论矣。"柳宝诒《温热逢原》也批评说："试观温邪初发者，其果悉见上焦肺经之见证乎？即或见上焦之证，其果中下焦能丝毫无病乎？鞠通苟虚心诊视，应亦自知其说之不可通矣。"

外感热病是一大类病症，它包括了现代医学所说的大部分传染性和感染性疾病，它们除了全有发热症状之外，不仅临床表现各不相同，其发展变化与转归及其治疗，都是不尽相同的。其发病之时或由外发，或由内起；或起于中焦，或出于下焦。若想用六经辨证或三焦辨证，限定它们的发病过程，或者限定它们的传变途径，都是很难的，临床上也是未必如此变化的。到目前为止，我们能够预测的外感病的发展趋势，大多数都遵循从表入里、由轻而重，或自上而下的总趋势，这只是一个很粗略的规律，任何企图强化或神化这种变化规律的做法，都不可避免地存在着缺陷。

古人对于外感热病传变规律的论述虽然纷纭繁杂，但都与脏腑经络有关，病情不断发展变化，往往并不局限于某一脏腑经络之内；千变万化的证候虽然难于把握，却并不越出表证与里证的范畴；由表入里、从轻到重是大多数外感热病共有的传变规律；太阳六传与疫有九传，说明了外感热病传变过程的复杂性和多样性。

热病的共同病机

人类认识以发热为主要症状的疾病的历史，应当相当久远，在燧人氏钻木取火、有巢氏教人造穴筑窝之后，古人就逐渐明白了"动作以避寒，阴居以避暑"的道理，逃避自然界寒热气候的剧烈变化对人体的伤害，不只是让人觉得舒适，更重要的应当是减少疾病。远古的先人患过多少外感热病，我们已经很难说得清楚，而甲骨文之中就有"疒役（疫）"的记载；《左传》"阴淫寒疾，阳淫热疾"的论述，也反映出春秋时期对外感热病已有归类；其他先秦古籍常有疫疠等流行病的记述。西汉仓公所引的《脉法》说"热病阴阳交者死"，可见西汉之前，古人对于外感热病已经有很深的认识。

外感热病包含的病种多而复杂

《素问》《灵枢》之中记载的外感热病，除了总称为"热病"之外，还有温病、暑病、虐病、寒热、风病、咳嗽、心热病、肺热病、肝热病、肾热病、脾热病等与外感热病有关，当时的伤寒虽然主要是指"冬伤于寒"，但也已经有用伤寒作病名的迹象。《素问遗篇》还有金木水火土五运不齐形成的五疫的论述。由此足以想见秦汉之前，古人观察到的外感热病病种与证候类型已经很多，外感热病学说也是相当丰富的。《素问》《灵枢》之中虽然有"热论""评热病论""刺热论""热病篇"，却不用"伤寒"名篇。

《难经·五十八难》指出："伤寒有几？其脉有变不？"首先提出了广义伤寒学说，认为伤寒之中包含着许多的外感热病，所以说"伤寒有五：有中风，有伤寒，有湿温，有热病，有温病，其所苦各不同"。"伤寒有五"，将热病与中风、温病、狭义伤寒、湿温一起，归属于广义伤寒之内，既体现出《难经》"审因论治"的思想，也反映了《难经》作者，在当时的历史条件下，试图区分外感热病的多样性。也即在探讨外感热病共有的证候和规律的同时，尽可能反映不同季节外感热病的特点。这一学说，在中医界一直影响了两千多年。

《阴阳大论》继承与阐发了《难经》的广义伤寒学说，指出："伤于四时之气，皆能为病，以伤寒为毒者，以其最成杀厉之气也。中而即病者，名曰伤寒；不即病者，寒毒藏于肌肤，至春变为温病，至夏变为暑病。暑病者，热极重于温也。"明确提出伏气温病学说。

张仲景《伤寒论·伤寒例》认为四季都有伤寒，温病、暑病、寒疫、时行、温疟、温毒、风温、瘟疫都与伤寒有关，几乎就是"伤寒有十"。

葛洪《肘后方》云："伤寒有数种，人不能别。"又说："伤寒、时行、瘟疫，三名同一种耳，而源本小异。其冬月伤于寒，或疾行力作，汗出得风冷，至夏发，名为伤寒；其冬月不甚寒，多暖气及西风，使人骨节缓堕，受病，至春发，名为时行；其年岁中有疠气，兼挟鬼毒相注，名为温病。如此诊候并相似。又贵胜雅言，总名伤寒，世俗因号为时行，道术符刻言五温，亦复殊，大归终止是共途也。然自有阳明、少阴、阴毒、阳毒为异耳。"葛洪的外感学说与众不同，虽有可能别有所承，但也不排除记忆不确误出它论的可能。

《诸病源候论》将外感热病分为热病、伤寒、温病、时行四种，分别叙述其证候。

朱肱《类证活人书》卷六云："此一卷论伤寒、伤风、热病、中暑、温病、温疟、风温、瘟疫、中湿、湿温、痓病、温毒之名。天下之事，名定而实辨，言顺则事成。又况伤寒之名，种种不同，若识其名，纵有差失，功有浅深，效有迟速耳。不得其名，妄加治疗，往往中暑乃作热病治之，反用温药；湿温乃作风温治之，复加发汗，名实混淆，是非纷乱，性命之寄，危于风烛。"认为广义伤寒有十二种之多，应当分别治疗。

明代张凤逵，于公元 1623 年，著成《伤暑全书》，成为温热病学的第一部专著。他说："暑气之毒甚于寒，乃古人专以寒为杀厉之气，而不及暑何也？"他认为，暑期发生的热病，其病情要比寒冬季节的热病病情深重得多，但古人对此没有给予足够的重视，也没有专门的著作，他因此敢于突破旧说，创立新论。他说："谓古之寒病多而暑病少，今之寒暑并重，而暑为尤剧则可。愚故特列论曰：伤寒者感于冬之严寒，温病者感于春之轻寒，若暑病则专感于夏之炎热，若冰炭霄泉之不相及，一水一火，各操其令。治法一热剂，一凉剂，各中其窍，而概以为寒因，不几于执一遗二哉！"张凤逵的新见解，为清代的温病学说奠立了基础，也直接影响了其后不久的吴又可，比如他说暑病多于寒病，吴又可则发挥成"求其真伤寒百无一二"；他认为伤寒与暑病的区别，不仅仅是发病季节的不同，而是"一水一火"的差异，吴又可认为瘟疫为"别有一种疫气所感"。这就使温热病不能再与狭义伤寒中风共用一个广义伤寒的帽子了，而是必须另起炉灶，建立另一个与伤寒学说相平行的学术体系。

吴又可说："余初按诸家，咸谓春夏秋皆是温病，而伤寒必在冬时。然历年较之，温疫四时皆有，及究伤寒，每至严寒。"又说："是以业医者所记所诵，连篇累牍，具系伤寒，及其临证，悉见瘟疫。求其真伤寒，百无一二。不知屠龙之艺虽成，而无所施，未免指鹿为马矣。"

清代温病学认为，四季皆有温病，共有十来种，都不能用辛温解表；只有在冬季的伤寒，需要麻黄汤、桂枝汤。

伤寒与温病是病种还是证候之差

以往人们认为广义伤寒包括温病和狭义伤寒，两者发病季节与证候类型都不相同，不是一种疾病。其实温病概念古今不同，即使是狭义伤寒也不是寒病，而是热证、热病。

仲景《伤寒论》云："太阳病，发热而渴，不恶寒者，为温病。"太阳病"三字，历代皆未参透其意，多把其理解为太阳病的提纲证，也就是"发热恶寒、头项强痛、脉浮"等症状的总称；也有人认为，太阳病本身就有恶寒，后文云"不恶寒"，显然是自相矛盾，所以"太阳病"应当是"阳明病"的误笔或错简。成无己《注解伤寒论》为仲景此条作注解时云："发热而渴，不恶寒者，阳明也。"所以有人认为温病就是阳明病，比如陆九芝《世补斋医书》就持温病即是阳明病的观点。编者认为，此处的"太阳病"三字，既不是太阳病的提纲证，也不是阳明病的错简，而是外感热病发病第一天之意，也就是"伤寒一日，巨（太）阳受之"的意思，是外感热病初起第一天的另一种说法。因为当时"日传一经"的学说，人人皆知，而且《伤寒论》之中也可以找到受"日传一经"影响的痕迹。比如："阳明病，脉迟，汗出多，微恶寒者，表未解也，可发汗，宜桂枝汤。""阳明病，脉浮，无汗而喘者，发汗则愈，宜麻黄汤。"这两条经文中的"阳明病"，也不是其提纲证的"胃家实"的代称，而是"发病第二天"之意。否则，我们就无法解释这三条原文。这也是仲景《伤寒论》受《素问·热论》"日传一经"影响的有力例证。

"恶寒"是太阳病的必备症状，"不恶寒"而发热，则是阳明病的特点，"渴"是入里化热伤津之象，所以仲景对温病的定义，是没有表证的、里热外发型的外感热病。《伤寒例》对温病的发病情况做了更为细致的描述："从立春节后，其中无暴大寒，又不冰雪，而有人壮热为病者，此属春时阳气，发于冬时伏寒，变为温病。"立春之后，天气转暖，冰雪消融，没有突然出现的寒气，患者也没有受凉，没有近期感寒的诱因，却突然出现"壮热为病"，这种没有恶寒表证的外感热病，就叫温病。它是一种里热外发型的伏气温病。伏气温病说源远流长，影响深广，但至清代温病学成熟时，"温病"一词的含义发生了很大变化，完全不取仲景定义：伏气变为新感；里热外发变成由表入里；初起烦渴、不恶寒变成发热恶风寒；仅发于春季变成可泛发于四季；直清里热变为发汗解表。因此，"温病"一称有广义与狭义的区别，古今含义不同。这种演化经历了漫长的历史阶段，使伤寒与温病的关系复杂化了。

张仲景时代的伤寒与温病的区别，是发病季节与初起证候的区别，不是现代意义上的脑炎或肺炎之类的某一特定疾病与另一特定疾病的差异，都属于外感热病；清代温病与伤寒的区别，由于当时的"温病"已经是广义的温病，与张仲景时代的广义伤寒证候相似，临床上两者实际已经不可区分，只是在治疗上人为地划分为辛温解表与辛凉解表，这既是认识方法、学术主张的差别，也是古今解表方法、辨证理论发展演变的结果。

郁阳为热是伤寒温病的共同病机

《素问·热论》云："今夫热病者，皆伤寒之类也"，"人之伤于寒也，则为热病。"明确提出外感发热的病因是感受了寒邪所致，为后世的广义伤寒学说奠立了基础。但是，《素问》《灵枢》对于人感受寒邪为什么会发热，并没有进行论述。

人伤于寒而为热病的机理，唐代王冰已有新的解释，他说："寒毒薄于肌肤，阳气不得散发，而内怫结，故伤寒者反为热病。"王冰这一创见，被北宋伤寒学家韩祗和所继承，他在《伤寒微旨论》中，大倡"伤寒乃郁阳为患"，并说："夫伤寒之病，医者多不审察病之本源，但只云病伤寒，即不知其始阳气郁结，而后成热病矣。"又说："寒毒薄于肌肤，阳气不得散发而怫结，故伤寒反为热病也。"因此他得出结论："伤寒之病本于内伏之阳为患也。"韩氏论伤寒，避开了病因上的"寒"字，从证候上的热病和"伏阳为热"的病机上着眼，为辛凉解表铺叙了理论依据，也发刘河间"伤寒六经自始至终皆热证"之先声。他还补阐伤寒和中风的脉象，认为二者均是在浮数的基础上兼见紧或缓象，这也说明伤寒是热病、热证。治宜宣散体内郁阳，清解郁热；忌辛温，宜辛凉。所以，韩祇和发汗解表，完全不用仲景《伤寒论》中的麻黄汤、桂枝汤、青龙汤等辛温解表的方药，而是自创辛凉解表方药，各方之中多有柴胡、薄荷、葛根、桔梗、防风、前胡、石膏、知母等偏于辛凉清解之品，实为辛凉解表。

关于如何掌握伤寒治法，韩氏云："凡治伤寒，若能辨其汗下者，即治病之法得其十全矣。""前可汗篇，别立方药而不从仲景方；今可下篇中，不别立药而从仲景方者何？盖太平之人，饮食动作过妄而阳气多，若用大热药发表，则必变成坏病，故参酌力轻而立方也。"其后的庞安常《伤寒总病论》、朱肱《伤寒活人书》将韩氏因春夏不同时节而分别创制辛凉清解方药的方法，改进为在仲景麻桂方中加石膏、知母、黄芩、葛根等药，其实质是变辛温发汗之方而为辛凉清解之剂，使古方得以新用，为后世所广泛遵从。

刘完素《伤寒直格》认为："寒主闭藏，而腠理闭密，阳气怫郁不能通畅，怫然内作，故身热燥而无汗。""非谓伏其寒气而变为热也。"这与韩祇和"郁阳为患"说是一致的。而且刘氏进一步指出"六经传变，自浅至深，皆是热证，非有阴寒之病"，亦自制辛凉清解方药，后世温病学更将辛凉解表视为基本法则。

王安道《医经溯洄集》云："温病、热病后发于天令暄热之时，怫热自内而达于外，郁其腠理，无寒在表，故非辛凉或苦寒或酸苦之剂，不足以解之。"温病、热病都是"怫热自内而达于外"，可见是郁阳为热。

陶华《伤寒琐言》云："春夏之病，亦有头痛恶寒脉浮紧者，何也？曰：此非冬时所受之寒，乃冒非时暴寒之气耳。或温暑将发，又受暴寒，虽有脉浮之证，未若冬时之甚也。宜辛凉之药通其内热而解之，断不可用桂枝麻黄之剂矣。"文中的"内热"，也属于"郁阳为热"，所以需要辛凉之药"解之"。经过宋金元长达几百年的寒温论争，辛凉解表治法，在明代初期已经占到了主导地位，辛温解表的应用越来越受限制。

吴又可《温疫论》云："邪发于半表半里，一定之法也。至于传变，或出表，或入里，或表里分传。医见有表复有里，乃引经论，先解其表，乃攻其里，此大谬也。尝见以大剂麻黄连进，一毫无汗，转见烦躁者何耶？盖发汗之理，自内由中以达表。今里气结滞，阳气不能敷布于外，即四肢未免厥逆，又安能气液蒸蒸以达表？"邪气潜伏于膜原，使人体"里气结滞，阳气不能敷布于外"，所以需要达原饮，直捣其膜原，散其郁滞。

清代温病学主张辛凉清解、透气凉营、清热解毒、通腑泄热等，无一不包含着宣泄郁阳热气的深刻用意。

炎症反应是热病共同的病理基础

《内经》热病、张仲景伤寒、吴又可所说的瘟疫、清代的温病，论述的都是传染性和感染性疾病，有几十种之多，比如SARS、禽流感以及将来发生的各种瘟疫，它们都有发热的症状，故可以总称为外感热病。它们病情复杂、证候各不相同，能否在一起论述？有无共同的病理基础？

现代科学实验证明，细菌、病毒和物理化学的损伤，都可以引发动物或者人体的炎症反应。比如应用脂多糖、油酸注射，就可以造成实验动物的急性肺损伤的改变，甚至会形成急性呼吸窘迫综合征（ARDS），与人体因为细菌病毒感染形成的炎症、大面积烧伤、广泛外伤形成的 ARDS 十分相似。

人体血循环之中的白细胞，有三分之一存在于肺的毛细血管之内，而肺的毛细血管被称为边缘池，当致病性的微生物侵入肺脏的时候，可以在很短的时间内聚集大量的白细胞。白细胞的聚集，有时能很快消灭病毒细菌，有时却造成肺间质的水肿，使肺脏完全丧失呼吸功能，出现急性肺损伤，或者ARDS。这与"温邪上受，首先犯肺"的描述很相似。

炎症的早期，生物、化学、物理致病因子，改变了正常组织细胞的代谢环境，甚至造成细胞的变性坏死，产生大量致炎因子，造成毛细血管通透性增高，白细胞黏附、聚集，释放各种溶酶，形成或加重组织损伤，使巨噬细胞活化、吞噬能力增强。各种致炎因子增多，比如白三烯（LTs）、血栓素（TXA2）、肿瘤坏死因子（TNF-α）、白介素 IL-1、IL-6 和 IL-8 等，这些炎性介质的升高幅度越大、持续的时间越长，患者预后越差。由于 TNF-α、IL-1 是内生性致热原，低浓度时产生单相热，高浓度时出现双相热。炎性介质释放如血栓素 A2（TXA2）、白三烯 B2（LT B2）、血小板活化因子（PAF）、C3a、C5a 等白细胞趋化因子，使更多的多形核白细胞（PMN）聚集，形成炎症瀑布。激活的 PMN 在吞噬病毒颗粒同时释放氧自由基、弹性蛋白酶等，损伤内皮细胞和增加血管通透性，导致微血栓形成；又能激活凝血系统和补体系统，加重和促进 PMN 聚集。肺内巨噬细胞所产生的 TNF-α 等炎性介质，可引起发热、低血压、肺水肿，并通过刺激巨噬细胞分泌 IL-8，使溶酶体破坏等多种途径产生类似急性肺损伤（ALI）的病变。炎症时，产生大量的一氧化氮，早期它有杀菌、减少氧自由基和扩血管作用，由于大量释放可能进一步损伤组织。SARS 早期的病理改变是肺的急性炎症，表现为肺小血管内 PMN 的积聚、黏附和微血栓的形成；由于 PMN 活化，血管壁通透性升高，出现间质性肺水肿。由于 PMN 活化后释放的活性氧和弹性蛋白酶、组织蛋白酶等损伤内皮细胞，表现为内皮细胞的水肿、变性和坏死，进一步损伤 II 型上皮细胞，导致肺表面活性物质减少，引起肺不张、肺水肿，形成肺"透明膜"，导致呼吸窘迫（ARDS），最后可因为呼吸循环衰竭而死亡。由于强烈的炎症反应，细胞因子呼吸爆发，加重了肺组织的损害，应用大量激素就是为了延缓炎症反应，使之不至于强烈爆发，同时减轻组织损伤，等待特异性免疫产生之后，消灭细菌病毒，修复组织损伤，进而痊愈。

中医治疗外感热病，能够具有杀菌抗病毒的作用，当然可以治疗传染性和感染性疾病；假如不具备直接的杀菌抗病毒作用，只要能够促进特异与非特异免疫、控制炎症因子释放与调节、避免过度反应，起到减轻组织损伤的作用，也有利于病情的痊愈。这也是在没有特异性抗 SARS 病毒药物的情况下，我们依靠中医、中西医结合"治愈"SARS 患者的原因所在。也就是说，中医药治疗外感热病，可以在不同层次、不同靶点起作用，而不一定局限于杀菌抗病毒。中医药治疗外感热病，是有科学依据的。

不断丰富的热病治法

《素问·热论》主张汗泄两法治热病，主要是为了宣泄郁热。病证在表的阶段，往往见到发热无汗的症状，一经发汗汗出，多数患者"脉静身凉"，逐渐痊愈。也就是《素问·生气通天论》所说的"体若燔炭，汗出而散"。而发汗除了可以用针刺和膏摩之外，主要是服用温热性质的药物来取汗。正如《素问·六元正纪大论》和《素问·至真要大论》所云"发表不远热，攻里不远寒"；"发不远热，无犯温凉"。唐代王冰注云："汗泄故用热不远热，下利故用寒不远寒"；"故发汗者，虽热生病夏月，及差亦用热药以发之。"由此可见，秦汉之前用热药发汗解表是一条基本原则。

瘟疫病初期，患者虽然有恶寒、头痛、身痛、发热，甚至有日晡潮热，与仲景所说的伤寒表证的证候十分相似，吴又可认为这是由于疫邪伏于膜原，阳气郁而不达。病邪虽欲出于表，但不能用辛温解表的麻黄汤、桂枝汤治疗，否则易伤营卫之气；因为疫邪不在里，下之只会损伤胃气，不能驱除病邪。只有用达原饮，才能使深伏于膜原的邪气溃散，离开膜原。

辛凉解表，也是汗法，可以宣散郁滞的阳气造成的发热。由于邪气在表，阳热之气还不很盛，如果药物寒凉太过，其寒性收引，不利于郁滞的阳热之气宣散，所以叶天士有"到气才可清气"的告诫。

清热解毒治疗方法，属于清解在里郁热的治疗方法，提倡于刘完素，盛行于喻嘉言。喻氏说治疗疫病应当按三焦分别用药，"上焦如雾，升逐解毒；中焦如沤，疏逐解毒；下焦如渎，决逐解毒。俟其营卫既通，乘势追拔，勿使潜滋暗长于未尽之时"。近来有的学者甚至认为，温病治疗方法现在只剩下清热解毒一法了。但是，清热解毒方法，远远没有泻下疗法荡涤郁热的退热作用强大。

吴又可甚至在《温疫论》之中反对人们使用黄连、黄芩之类清热解毒。他说："每见今医好用黄连解毒汤、黄连泻心汤，盖用《素问》'热淫所胜，治以寒凉'，以为圣人之言必不我欺，况热病用寒药，最是捷径，又何疑乎？每遇热甚，反指大黄能泻而损元气，黄连清热且不伤元气，更无下泻之患，且得病家无有疑虑，守此以为良法。由是凡遇热证，大剂与之，二三钱不已，增至四五钱，热又不已，昼夜连进，其病转剧。至此技穷力竭，反谓事理当然。"因此，吴又可反对用寒凉药治疗瘟疫病，进而大力推崇泻下药："盖不知黄连苦而性滞，寒而气燥，与大黄均为寒药，大黄走而不守，黄连守而不走，一燥一润，一通一塞，相去甚远。且疫邪首尾以通行为治，若用黄连，反招闭塞之害，邪毒何由以泻？病根何由以拔？既不知病原，焉能以愈疾耶。"

泻下的治疗方法，的确是传统中医学治疗外感热病最为有效的方法，尤其是外感邪气进入体内，深入脏腑之后，与体内的宿食糟粕、痰浊水饮、瘀血积滞等凝聚在一起，阻碍阳气的通行输布，郁蒸化热，蒙蔽清窍，扰乱神明。当此之时，不用攻逐泻下之剂，邪毒没有出路，郁热难于清解，治疗难以奏效。张仲景《伤寒论》用大承气汤、小承气汤、调胃承气汤治热结于里；桃核承气汤、抵当汤、抵当丸治疗血热互结；十枣汤、大陷胸汤、大陷胸丸、小陷胸汤治疗水热互结，或是痰饮与热互结，得到后世的遵从与发扬。

吴鞠通《温病条辨》三焦辨证治温病，既重视上焦郁热的宣散，也十分推崇张仲景的三承气汤，并将其进一步发展为增液承气、宣白承气、牛黄承气等有效方剂，使泻下在清解体内郁热过程之中的作用更为完善。

第六章 建立寒温统一的分级诊治体系

编者试图用"病似河流，证如舟，系列方药像码头"的假说，提供一个思路，试说五级病证诊治体系。

外感热病是一个过程描述

外感热病是一个过程，是一些疾病的共同规律，而不是一个具体的现代医学中的传染病，或感染性疾病。《素问·热论》、张仲景、温病学家，都是针对一群发热类疾病的共有规律，提出了自己的观点。由于他们着手认识的具体疾病可能有所不同，个人观察的侧重点不同，因而产生了不同的辨证治疗体系。

《素问·热论》认为，外感热病虽然由伤寒引起，但是在他们描述的六经体系之中，既没有恶寒表证，也没有三阴的虚寒证候。发热类疾病，按每日传一经的速度传变。"两感于寒"者，其死亡多在六七日之间；死亡的原因，多是"热不为汗衰""狂言不能食""脉躁急"等等热甚而死。其愈合的"多在十日以上"，是逐渐恢复的过程。治疗主张三日以内用汗法，三日以上用泄法。见图1。

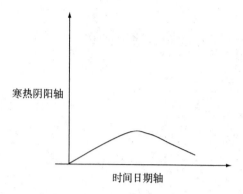

图1 《素问·热论》外感热病六经分证示意图

张仲景六经辨证，首先强调分表里证，汗法只适用于表证；外感热病既有热势很盛的阳证，也有虚寒内盛的阴证；阳盛太过，阴盛不能纠正，都会造成患者的死亡；阳证阳热太盛，可以逐渐衰竭，转化为虚寒内盛的阴证。朱肱说伤寒"病不必起于太阳"，王好古、尚从善都认为伤寒有"太阳六传"现象；张仲景说"发热而渴，不恶寒者为温病"，温病起病没有恶寒的表证；中国香港陶大花园的 SARS 以腹泻为主，就好像是起病于太阴。三阴病除了与本脏腑经络的证候有关之外，多属于外感热病后期休克期的阴阳离绝的死证。见图2。

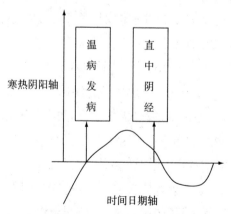

图2 张仲景伤寒六经辨证体系示意图

温病学派认为，温病初期可以有恶寒，这与张仲景对温病的认识不同。他们认为温病恶寒很轻，不妨使用辛凉解表治疗；温病整个病程之中都以阳热伤阴为主，可以见到热邪内陷，闭阻窍道，或者出现出疹发斑，高热惊风，但很少提及阴证，战汗前后可能见到"寒象"，此"寒象"只是阳气内伏的外在假象，不能使用热药，更不需回阳。所以温病学派对外感热病的后期会出现阳气衰竭的危重证候，缺乏认识；但对于外感热病，他们总结出了许多很有疗效的新治疗经验，发展了张仲景的学术思想。见图3。

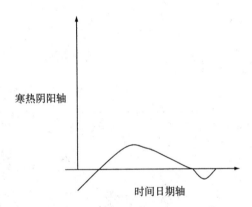

图3　温病学派对于外感热病的认识示意图

外感热病是一个过程，《素问·热论》、张仲景、叶天士、吴鞠通都试图把握它们的变化规律。六经、卫气营血、三焦辨证，都是分阶段治疗。实际上，热病既有阶段，也有瞬间的状态，这瞬间的状态就是证候。阶段是有限的，而瞬间的状态是无限的。这就如同线段与点的关系，线段是由无数个点组成的。这些点是不停变化的，像九曲黄河水流上的小舟，我们不能刻舟求剑式地希望舟不动，证不变。我们的治疗，都是对应着一定的点，也就是患者相对稳定的证候。对应得越准确，治疗效果就越好。所以历代医家，都在总结，都在找点（证候）。把张仲景对于外感热病认识的示意图折叠起来，稍加整理，就可以看出人体在外感热病过程中的阴阳之气的变化、转归。大热的时候进行治疗有可能会出现"脉静身凉"，豁然而愈的过程；也可以逐渐转化，由阳证逐渐转为阴证；也可以逐渐消耗，阴损及阳，阴竭阳脱，阴阳离绝而死。

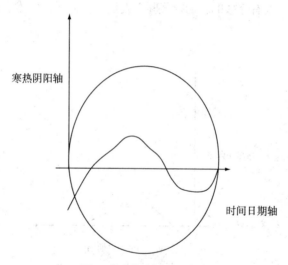

图4　外感热病综合示意图

如图 4 所示，远远地看去，外感热病的示意图就像一个太极图，一个由阴阳之气互相转化、消长组成的太极图。当然，每一个轮回，都不是简单的重复，而是生命过程的螺旋式运动变化。从历史唯物主义来看，任何过程都是由时空组成的，是唯一的。比如，今天我坐在这里，写我们的外感热病规律，我此时的状态、我的思考，都是唯一的。即使是我本人再一次做这样的工作，也已经不是现在了，而是另外的一个时空。我们永远都不可能真正地回到从前，回到当初。因此说，任何过程都是唯一的，是不可重复的。当然，这样绝对下去，就没有必要寻找规律了。很多现象，都可以在一定的条件下"重现"，这就是规律。这就是我们学习古人经验的前提。如果，每一个患者的病证都是不会重复的，那也就不会有规律被总结出来。只是病证的"重复"，受着许多因素的影响，比如致病因素，患者体质、年龄、饮食、性格，季节，气候，社会环境等等，其重复出来的证候就会有所不同，差异性也就表现出来，治疗措施也会因此而有所变化，这就是中医辨证论治思想的意义所在。这是非常客观的、辨证的思想方法，是正确认识疾病，正确治疗疾病的先进原则，是人类的宝贵财富。

病证结合，就是阶段与瞬间的有机结合，是线段与点的结合，也是河流与舟的结合，结合得好就能比较理想地帮助患者恢复健康；结合不好，就可能影响、阻碍患者恢复健康。为此，编者试图用"外感发热类疾病五级病证结合的诊治体系"，来包容古人的认识经验，并且为后来的探索留下足够的空间，使人类对于外感热病的认识不断深化、治疗措施不断完善，而不是永远停留在某一水平上。所以，新的外感热病理论体系，是一个开放系统，一个不断发展完善的系统。它不取消经典，而是让人们站在一个全新的立场上，重新认识经典、发展经典。

外感热病分级诊疗体系

伤寒与温病论争了几百年，现在我们充分发挥想象力，让它们转向九十度，变成目标一致的平行体系，与瘟疫学说一起，共同组成外感热病的支撑体系，就好像"长征三号"捆绑式火箭，瞄准外感热病，发挥威力，攻向瘟神。见图5。

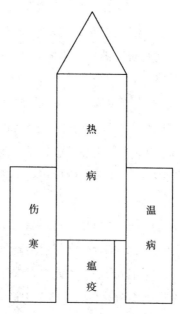

图5　统一外感热病示意图

　　编者认为，外感发热类疾病统一辨证，可以初略地分为五级病证结合的诊治体系，第一级的病就是热病，它包括所有以发热为主要表现的疾病。第二级的病，根据古人认识的不同，分成广义伤寒、广义瘟疫、广义温病三大体系。第三级体系的病，包括以六经、三焦、卫气营血和邪伏膜原概括出来的病。第四级是用治法概括的病证。第五级是古人有效方剂认识、概括的疾病。编者试图用这样一个大筐子，囊括所有符合体系的古今认识，并为未来预留空间，医者可以在各个不同的级别上发挥、创新。见图6。

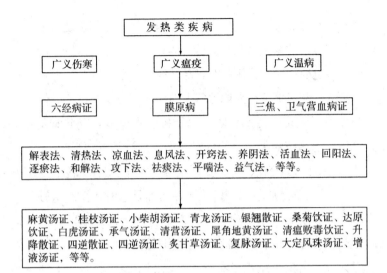

图6　五级病证结合的诊治体系

第一级图设计构想说明

热病、伤寒、瘟疫、温病学说都是论述以发热为主要临床表现的疾病的理论，它们形成的历史有先后，有继承，也有发展，互相分歧的地方也不少。

张仲景创立的伤寒六经辨证，发展了《素问·热论》的外感热病学说，比如提出了表里的概念，重视了恶寒，也重视了三阴死证的问题，达到了空前的成熟程度。但是，正因为其"几乎完美"的自成体系，称经成圣的仲景伤寒学术，限制了有关诊治内容的吸纳。宋代韩祗和《伤寒微旨论》，"发汗解表，完全不用仲景方"，而全部自创辛凉解表方剂；庞安常、朱肱在麻黄、桂枝汤中加入寒凉药；其他"补亡"、增补的医家也不在少数。但是，小修小补的"改良措施"，始终不能纳入六经体系，不能解决辛温、辛凉解表的问题，因此才有了温病学派的"另起炉灶"。除此之外，开窍、息风、透疹、消斑、育阴、解毒等治法方药，不仅难以在六经体系里找到自己的恰当位置，营分、血分阶段的常见证候，也很难在六经体系里取得显著的地位。

当然，温病学家在强调卫气营血辨证、三焦辨证的时候，为了与仲景六经辨证泾渭分明、旗鼓相当，也不太恰当地人为扩大了伤寒与温病的差别。仲景对于伤寒表证只说"当解表""当发汗"，从不说"当散寒"，更没有说过"非大剂辛温不足以散其寒"。仲景不是放着辛凉解表不用，而是当时还没有这种治疗方法。辛温解表的目的也是为了除热，因为伤于寒邪之后，得的是热病，应当"体若燔炭，汗出而散"。六经辨证所描述的三阴死证，温病学家也没有给予足够的重视，不能说不是一种失误。

治疗外感热病过程之中热势极盛之后，突然出现的阳气衰微证候，的确需要勇气，更需要过硬的辨证论治本领。如果真能全面把握外感热病的变化规律，必然不会轻视急救回阳的治疗作用。

八纲辨证是前人研究六经辨证的过程中，总结出来的辨证纲领，有其重要意义。但是，八纲辨证过分强调了疾病的对立属性，对于疾病证候之间互相转化、互相依存的复杂性，重视的程度不够。比如表与里是对立的两个方面，非此即彼，似乎除了表证就是里证，表与里之间没有调和余地。但是，临床上就有既非里证，又非表证的"半在表半在里"的半表半里证，这就是仲景的创造。半表半里证由于符合临床实际，得到后世医家的尊重与遵循。

外感热病的辨证体系，《素问·热论》是六经辨证，仲景《伤寒论》借用六经辨证，又有所发展。吴又可认为瘟疫邪伏膜原，在半表半里的位置，然后向表里"九传"，向表就是出现白虎汤证，向里出现的就是承气汤证，也就是实际上只有三个阶段，众多病证都是由这三个阶段先后重叠构成的。卫气营血辨证、三焦辨证，实际上是试图用三四个阶段，总括所有证候。也就是说，自古形成的有影响的辨证体系，都是比较简明扼要的，最多不超过六个阶段。

我们在统一辨证热病的时候，也应当充分吸收古人的长处，既要照顾各个辨证体系的特长，又不能完全照搬进来，进行简单的罗列、堆积。所以，要对各种辨证体系要素进行合并，构筑一个新的体系，既能容纳原有内容，又要为未来发展留有空间，建成一个包容古今的开放体系，收容所有符合体系的成果。这就像拆旧屋盖新房，因为原来的房屋太小，都只能容纳各自学术体系的方证，不容易让其他学派的东西参与进来。我们不得已拆除旧有的房屋，又要另建一座大屋，用上原来的各种材料，把房间加大，让三大学派都能住进来，围坐在一起，共同研究外感热病的诊治规律；摆上原来的家具、摆设，让各个学派都能有"宾至如归"的感觉，都能找到自己得力的武器，发挥各自的特长。当然，既然是重组的大家庭，就不可避免地要做一些调整，不可能都按原来的位置放各种东西，好在各有"位置图"，不久就会熟悉起来，得心应手。尤其是，各学派集中在一起，互相观摩，相互借鉴，互相取长补短，就一定会扬长避短，更显神威。

本着"大道从简"的原则，我们采取了"表、里、半表半里的三纲辨证"方法（图7），供海内学者参考，当然更欢迎批评指正，以利进一步改进提高，不断丰富完善。

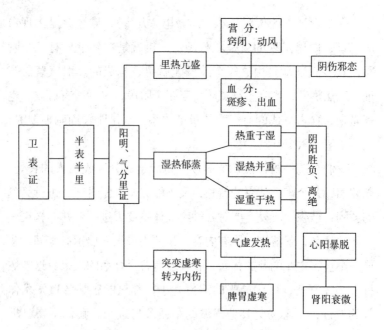

图7 表、里、半表半里的三纲辨证

为何建议采用"三纲辨证"?

《素问·热论》以六经论治外感热病的学说，对后世产生了很大的影响，其中说：得热病三日之后，"三阳经络皆受其病，而未入于藏者，故可汗而已"。六日之后，"三阴三阳，五脏六腑皆受病，荣卫不行，五脏不通，则死矣"。又说："其未满三日者，可汗而已；其满三日者，可泄而已。"因此，其六经证治，已经暗含表里之义。并且，在其他篇章里，三阴三阳分成"开合枢"的不同层次，也有表里含义。

《难经·五十八难》云："伤寒有汗出而愈，下之而死者；有汗之则死，下之即愈者，何也? 然：阳虚阴盛，汗出而愈，下之即死；阳盛阴虚，汗之则死，下之即愈。"其中虽然没有更为细致的论述，但其中的治疗方法也有表里含义。

《千金方》《外台秘要》都记载了华佗论述伤寒按"六部传变"，每日传一部的学说，华佗说："夫伤寒始得，一日在皮，当摩膏火灸之即愈。若不解者，二日在肤，可依法针，服解肌散发汗，汗出即愈。若不解，至三日在肌，复一发汗即愈。若不解者，止，勿复发汗也。至四日在胸，宜服藜芦丸，微吐之则愈。若病困，藜芦丸不能吐者，服小豆瓜蒂散，吐之则愈也。视病尚未醒醒者，复一法针之。五日在腹，六日入胃。入胃乃可下也。"华佗用汗吐下三法治疗伤寒，也有表里含义。

张仲景《伤寒论》虽然借用《素问·热论》的六经辨证，但是并不以三日前后分汗下，而是强调辨别证候，认为发热恶寒为在表，无论是发病之后的第几天，只要具备发热恶寒的症状，都属于在表的证候，都应当用发汗的方法治疗。张仲景还创造性地提出了外感热病的"半在表，半在里"的半表半里证，其突出的表现就是往来寒热，治疗应当使用和解的方法，不能发汗或者泻下。热病在里的证候，属于阳证的，只有发热而没有恶寒，治疗除了可以泻下热结之外，也可以用辛凉的白虎汤清泄里热。张仲景更大的贡献，还在于他第一次阐明了外感热病过程中存在的"阳证转阴"的问题，外感热病蒸蒸而热之后，病情不能"热退身凉"转为痊愈，而是逐步加重，就有可能造成心阳暴脱，或者肾阳衰微，形成脉微欲绝，四肢厥逆，下利清谷不止的三阴死证。急救回阳固脱，不仅填补了《素问》《难经》的空白，也是同时代华佗所没有认识的证治方法。他的这一突出贡献，后世的温病学家也没有能够很好地继承发扬。

吴又可认为瘟疫邪气从口鼻而入，然后伏于膜原。膜原的位置在身体的"半表半里"的部位，然后"疫有九传"，分别向体表和体内传变，形成表证、里证、表里错杂证。其所说的表证，乃白虎汤证，里证为承气汤证。

叶天士在《温热论》中将卫气营血辨证概括为："大凡看法，卫之后方言气，营之后方言血。在卫汗之可也，到气才可清气，入营犹可透热转气，如犀角、玄参、羚羊角等物，入血就恐耗血动血，直须凉血散血，如生地、丹皮、阿胶、赤芍等物。否则前后不循缓急之法，虑其动手便错，反致慌张矣。"可见，卫气营血辨证是一种描述温热病，由浅入深，由轻而重规律的辨证方法。叶天士所说的卫分证就是表证，气分证约等于阳明证，属于里证。营分证、血分证也属于里证。

吴鞠通受吴又可，特别是叶天士著述的影响和启发，重视温病证治，因而对之深入研究，学习前人的长处，结合自身实践经验和体会，于1798年撰成《温病条辨》一书，提出温热病三焦辨证的理论，认为外感热病"始上焦，终下焦"。吴鞠通上焦肺的证候含着表证，其他证候多为里证。

薛雪《湿热条辨》和吴鞠通《温病条辨》都着重阐述了湿温病的证候特征、治疗方法。湿温与温热病在证候表现和传变规律方面，各自具有不同的特点，应当分别论述之。

结合临床所见，温病、热病后期，都可以出现阳气衰微的危险证候，也就是张仲景所说的由阳证转为阴证。

疾病由阳热亢盛之证，突然转化为虚寒，为翻天覆地的转化，我们称之为"突变虚寒"，这要引起临床工作者的重视，不能一成不变地看待外感热病，不能只想到"存阴液"，更不能只知道有"灰中有火"的告诫，而不了解还有阳证转阴的变化，一切应当根据临床症状的实际情况，辨证论治。只有这样，才能发挥中医的特色，才能取得良好的治疗效果。

现代医学所说的感染性休克，以及传染病后期循环、呼吸衰竭的有关学说，也印证了中医外感热病理论辨证论治特色的真实性、正确性。因此，热病极盛之后，可以转为阳气衰微的里虚寒证，这在临床上是常可以见到的，张仲景三阴死证温里回阳救逆之法不可丢，章次公先生用六神丸抢救患者也是此义。

外感与内伤病证之间没有不可逾越的鸿沟，外感可以转为内伤。张仲景《伤寒论》的许多方药，都被借用在《金匮要略》之中，可以说明这一点。桂枝汤倍芍药加饴糖，就变成了在内伤杂病之中常用的小建中汤，桂枝汤的许多加味方剂都是内科杂病的良方。补中益气汤虽然是治疗中气虚损的常用方剂，其四时加减法，有许多都是治疗四季外感病的。因此说，外感、内伤其证候是可以互相转化的，它们之间存在着密不可分的联系，而不是永不调和的、互相对立的。

素有气虚的人外感之后，初期就可以根据证候表现加用益气扶正的药物；入里不恶寒之后，虽有发热，也不应当过度使用苦寒清热之剂。李东垣所倡导的"甘温除大热"，其治疗的指征，针对的病机应当属于虚损，甚至有某些虚寒的表现。

SARS 患者，后期出现"呼吸窘迫"，死后尸检为"大白肺"，水液痰浊渗出很多，称为肺透明膜病变。肺的水液哪里来的？肺为水之上源，宗气、肺气不利，水泛高原，水气凌心，心阳衰微，或许因此而造成不救。当时的患者，大多已经没有了高热，阳气衰微已甚，理当急救回阳，益气行水，化瘀去痰，或许能救于万一。此时，再顾及"灰中有火"，可能错失良机。

"逆传心包"，虽多热证，难道没有浊湿？古人温开的"苏合香丸""菖蒲郁金汤"，也应当针对痰湿闭窍。SARS 患者肺中的痰浊，陷入心窍，也是有可能的。临床上，面对患者一派阳气虚衰的证候，就应当大胆地温阳益气。我们在临床实践中应该不断发展温病学说。

"三纲辨证"与传统的关系

伤寒的六经辨证，温病学说的卫气营血、三焦辨证，都描述了外感热病由表入里，由轻而重的发展变化过程。我们所说的"三纲辨证"，也反映了外感热病由浅入深，从轻到重的变化过程。

"三纲辨证"的上部框图，主要模仿温病学说关于外感热病传变的过程，其后期为营分证、血分证和阴伤邪留的证候。

"三纲辨证"的中部框图，主要描述湿温病的变化过程。湿温为病，经常初期就弥漫三焦，郁蒸表里，病程长，病情缠绵，难于速愈，不同于单纯热病的传变过程，有其特殊性。

"三纲辨证"的下部框图，主要描述伤寒病三阴的证候，如太阴的虚寒性的"自利不渴"；少阴病的厥逆下利、阴盛格阳、阴阳离绝、心阳暴脱、肾阳衰微的危重证候。当然，李东垣"甘温除大热"的气虚发热证，我们认为也应当在框图的下部。

框图从左至右，代表病情由表入里；框图由上向下，代表由热转寒，由阳转阴。

当然，这只是一种示意图，外感热病学的丰富内容，绝不是几个简单的框图所能全部表述清楚的。因此，还需要进一步向下划分第二、三级等不同的框图，进行表述示意。

（一）卫表证方证体系（图8）

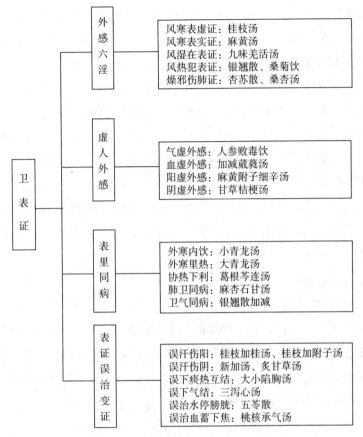

图8 卫表证方证体系

"卫表证"概括了《伤寒论》的太阳病，叶天士所说的卫分阶段的病证，以及吴鞠通所说的上焦病的部分内容。

"卫表证"是各种外感热病的初期，或者叫初起阶段，主要表现为在发热的同时还见到恶寒，脉搏一般为浮象。元代尚从善《伤寒纪玄妙用集》和王好古《此事难知》都提到"太阳六传"，也就是说，太阳病向里传变的情况是非常复杂的。为什么会这样呢？因为伤寒、温病代表的是一类疾病的共有规律，而不是一个疾病的变化过程。退一步说，即使是一个传染病，也不是所有人的变化都一样，患者的体质、患病季节、所处地域的不同，以及治疗措施的差异，都会造成疾病变化过程的种种不同。

　　古人根据外感热病初期的复杂表现，总结出"六淫外伤"的不同类型。应当依据证候来推断病因，也就是所谓"审证求因"。当然，在推求病因的时候，季节主气的因素经常被作为重要参考，因此才有了"冬伤于寒"、春温、风温、暑湿、秋燥的名称。我们不能"精确"决定零下多少度的气温为寒邪，也不能确定多少度的高温为热邪。寒邪或热邪，都是人体患病之后，从证候的表现类型推测出来的，是人体与环境相互作用的结果，而不是单方面的死规定。因此，临床上我们说外感热病的病因，不可限定于季节的因素，冬天、春天的温热病也可以有"湿邪"的因素，比如 2003 年的 SARS 患者，就表现出了比较明显的湿象，因此我们提出"春温夹湿"的病机认识，看的不是季节主气，而是重视了证候表现。患者在春天，或者在初夏所表现的湿浊之气是从何而来的呢？我们认为，虽然与患者所处的地域、年份的气运有关，但主要是患者的脏腑功能失常所致。

　　邪气在表，疾病初起，所谓"万千可能"，正是中医学的长处所在。因为"善治者，治皮毛，其次治腠理，其次治血脉，其次治六腑，其次治五脏。治五脏者，半死半生矣"。救其未萌，防患于未然，正是中医学大有作为的地方。反观现代医学，以解剖实证为疾病的唯一标准，从"疑似"到"确诊"要经过许多天，其治疗措施由于要找准"靶点"，所以就容易错失许多治疗良机。中医学由于重视外感热病的卫表证候，患者一发病就可以采取积极的治疗措施，因此更容易奏效，更容易帮助其恢复健康。中医的外感热病学说大有可为，不可替代，于此也可以得到明证。

古人根据患者的证候特征，逐渐总结出了不同的证候类型，比如表寒实证、表寒虚证、风热袭表、风湿犯卫、湿热在表、燥热伤卫等等，都是我们必须借鉴的。前人总结的"表里同病""虚人外感"也是临床上经常遇到的复杂病情，必须予以重视，不能为了追求大样本，防止实际上不可避免的所谓"偏依"，而简单、刻板地对待每一位患者。

"卫表误治变证"也是前人总结的复杂临床现象，这种经验来之不易，不可轻视，应当借鉴、吸收。

（二）半表半里方证体系（图9）

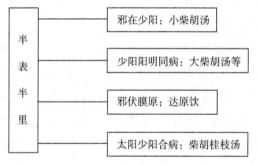

图9　半表半里方证体系

所谓"半表半里"证，是张仲景的创造，也是他善于观察临床实际病情得出的客观认识。

本来，如果按照对立统一的观点认识问题，世界上的病情不是表就是里，表与里之间是不会出现"中间地带"的，出现了"中间地带"，概念就容易模糊，就会让人们觉得不确定，不规范。但是，世界上的事物就是这么复杂，一切绝对的界限都是不存在的。人体本身就是一个复杂有机体，疾病过程也会受各种因素影响而出现十分复杂的临床现象。想当然地人为界定人体患病的状态，那是很不容易的。张仲景根据外感热病的实际过程，发展了《素问·热论》的有关认识，创造性地在里与表之间辟出一块地域，提出半表半里的概念。在临床工作中，根据患者寒热往来、默默不欲饮食、口苦咽干目眩的临床证候，选用小柴胡汤进行治疗，疗效非常之好。张仲景甚至告诉我们"凡有柴胡证，不必悉具，但见一证便是"，这是多么可贵的经验！

明代温病学家吴又可，认真观察传染病的发病与传变过程，提出了外感邪气"从口鼻而入"，先进入到皮里膜外的"膜原"，然后再离开膜原，分别向表、向里传变的过程，提出了"疫有九传"的学说。"膜原"的位置，虽然历代有不同的认识，但属于"半表半里"是没有争议的。吴又可创立的"达原饮"，治疗邪在膜原的半表半里证，也是疗效卓著的。

基于如上的认识，我们特意辟出"半表半里证"作为一个辨证的纲领，以表示我们对于张仲景、吴又可学说的高度重视。

（三）里证寒热虚实方证体系（图10）

里证无疑是外感热病的关键时期，伤寒学派认为阳明属土，万物所归，无所复传，大部分热病都会在阳明阶段治愈。温病学派也十分重视气分病的治疗，认为只要不传营血，就比较容易把外感热病治好。如果热邪深入营血，往往就会出现险证，有可能造成严重后果，因此，也十分注重气分热病的治疗。吴又可《温疫论》、吴鞠通《温病条辨》等温热病学家的医学著作，都采纳了张仲景的治疗经验。

里证除了里热亢盛之外，还有相当一部分患者属于湿热类型。湿热为病与里热亢盛有所不同，往往起病就见湿热弥漫三焦，充斥表里，黏缠难愈，日久不解。其治疗措施也与里热亢盛、传变迅速的单纯里热证，有着很大的区别。所以，我们设立"湿热郁蒸"的一类证候，用来模拟薛生白、吴鞠通等论述湿热病辨治经验。

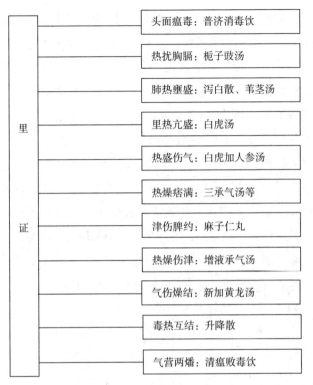

图10　里证寒热虚实方证体系

　　"突变虚寒转为内伤"一类证候，主要模拟、吸纳张仲景《伤寒论》三阴证候。外感热病从阳明高热的里热亢盛阶段，日久不愈，转为"自利不渴"的太阴证，已经发生了质的变化，已经从阳热实的阶段，转化为里虚寒的阶段，其治疗措施也必须做相应的调整，不能一成不变地清热解毒不止。当然，也有的患者，起病之后，经过短暂的表证阶段，很快就进入了脾胃虚寒的里证过程。比如发生于中国香港陶大花园的 SARS 患者，起病就以腹泻为主，几天之后才见到肺炎的表现。现代医学的急性胃肠炎、霍乱、秋季腹泻等等，许多患者就属于直中太阴的里虚寒证。

少阴阶段的"但欲寐，脉微细"，已经显露出肾阳不足，或者属于阳气衰微的危重证候，张仲景的四逆汤类方治疗这一类证候，具有很好的疗效，并且已经得到实验证实有明显的改善循环、治疗休克的作用。在"脉微细，但欲寐"的基础上，再出现下利清谷不止，更属于危重证候，不能不引起临床医生的重视。

李东垣《脾胃论》《内外伤辨惑论》都提到用补中益气汤治疗高热的问题，后人称其为"甘温除大热"。既然使用的药物属于甘温之品，又能够取得良好的效果，那么它对应的证候就应当属于虚损，甚至属于虚寒。关键是我们如何透过表面的一派热象，去发现其背后的虚损、虚寒病机。李东垣当年以补中益气为法，救治了那么多患者，现在也时常用来治疗高热不退的患者并取得良好效果，就一定有其所以取效的道理在其中。

（四）热在营分方证体系（图11）

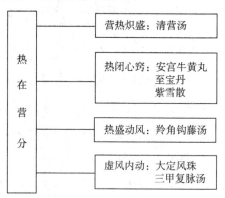

图11　热在营分方证体系

热在营分证候，属于外感热病的重证阶段。患者由高热转为入夜热甚，神昏谵语，舌绛脉数，斑疹隐隐，甚至热邪深入肝脉，引动肝风。这些都是必须采用清热凉营之法，积极进行救助的危重证候。

张仲景对于外感热病患者出现的神志昏迷，一般看作是热邪在阳明的表现，治疗多采用大承气汤"釜底抽薪"，也常取得很好的疗效。这与叶天士"入营犹可透热转气"之说并无矛盾，只是过去太强调伤寒与温病的区别，出现了神昏谵语的症状，只想到了服用安宫牛黄丸、紫雪散、至宝丹等三宝，忘记了大承气汤的通腑泻热作用。如果在临床上把伤寒与温病学派的经验很好地结合起来，一定能够相得益彰，取得更好的疗效。

（五）热在血分方证体系（图12）

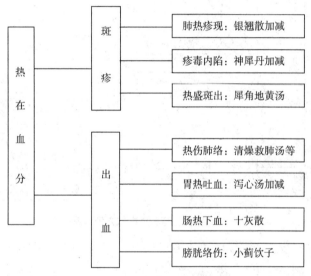

图12　热在血分方证体系

热在血分的证候比热入营分还要深重，就是因为热病的过程之中出现了发斑、出血。这都是很危险的征兆，抢救不及时就有可能引起患者的死亡。叶天士说"直须凉血散血"，说明证情之险要，已经容不得观望、迟疑了。"凉血散瘀"的确是温病学家的突出贡献。张仲景所说的"热入血室"，昼日谵语，夜如见鬼状，多见于妇女经期前后，为病尚较轻浅，故可以刺期门、服小柴胡汤，

"勿犯上二焦必自愈"。血蓄膀胱，其人如狂，"血自下，下者愈"，似乎也没有达到外感热病过程之中，突然出现吐血、衄血、尿血、便血的严重程度。对此不可等闲视之，也不应当把大量的衄血看作"红汗"，误认为属于自愈的象征。一切应以临床证候的轻重为依据，综合判断，既不要大惊小怪，也不能坐失良机。

（六）突变虚寒转为内伤方证体系（图13）

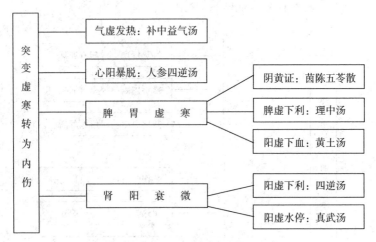

图13　突变虚寒转为内伤方证体系

"突变虚寒转为内伤"一类证候，我们在"三纲设计"和"里证图说"里已经做过介绍，此图主要是为了模拟张仲景三阴证的证候类型。三阴证是张仲景发展《素问·热论》有关辨证理论的重要贡献，他看到了外感热病的过程之中，可以直中三阴出现以虚寒为主要表现的临床证候，而且就是在一派热象的进程之中，也可能突然转变，由里实热突然转为里虚寒。这种翻天覆地的大变局，如果没有足够的临床经验，没有过人的胆识是不会参透的。张仲景的可贵之处，就在于他能够从临证实际出发，而不是从概念出发，发现外感热病的突变，这一点连清代的温病学家也要好好向他学习。因为虽然有"炉烟虽熄，不可就云虚寒，恐灰中有火"的现象，但一定要以临床证候为依据，不能以"恐"代"察"，更不能想不到证候的突然转变。这一点，在抗击 SARS 的时候就有所表现，我们有的临床工作者，面对患者出现的虚寒证候不敢大胆使用温益药，思想被某些观念所束缚，这说明我们对于张仲景的学说还没有完全掌握。

（七）阴伤邪恋方证体系（图 14）

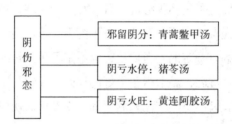

图14　阴伤邪恋方证体系

　　外感热病的伤阴问题，温病学家非常重视，是其学术特长。外感热病后期，经常会出现阴液已伤，而余邪未尽的情况。有的为肺热津伤，有的属于胃阴不足，或肾水已虚，余热未清。我们列出的框图，仅属于示意性质，不能穷尽各种复杂情况，所谓"词不达意"，图也不能完全尽意，只能列举其一二而已。

（八）湿热郁蒸方证体系（图 15）

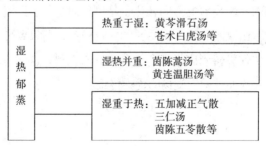

图15　湿热郁蒸方证体系

　　湿温属于湿邪与热邪相合而为患，湿邪其性黏腻，难于速化，致使病情缠绵难愈。我们列举的热重于湿、湿热并重、湿重于热的三类证候，也只能属于列举。

　　看似简单，其实事难。试想，患者发热时轻时重，日久不见痊愈，治疗措施似乎有效，又似乎无效，一个临床医生的信心将会受到极大的考验。如果没有对于疾病规律的深刻认识，就会六神无主，就不可能取得预想的结果。前人深刻总结湿温病的发展变化规律，提出了其病程缠绵，日久难愈的见解，是很深刻的认识。吴鞠通说湿温病不可发汗、不可泻下、不可用滋阴的药物治疗，这些见解有一定的参考价值，但不是不可逾越的法则。今人用泻下法治疗湿温，就取得了很好的疗效。关键是不要峻泻，而应该用缓泻。借泻下的作用来利湿邪，逐渐使大便成形，也就是叶天士说的"粪燥则无湿矣"。

　　湿温病虽然划分为热重于湿、湿热并重、湿重于热的三类证候，但是它们之间是可以互相转化的。开始的证候可能属于热重于湿，经过清热之后，热邪已解而湿邪独居，就转化为以湿为主，成为了湿重于热；相反，以湿为主的证候，甚至是寒湿证，经过利湿，或者以温热药治疗，就有可能转为热重于湿。湿与热胶着于一起，就像三股麻绳，拧着转，证候反复变化，但总的趋势是逐渐向疾病痊愈的方向转化，是可控的过程。这就像红军长征途中过雪山草地，看不到尽头的曲折艰难，但只要你没有认错方向，只要你坚持到底，就会取得最后的胜利。这就是中医的智慧，是需要我们继承、发扬的优秀传统。